神奇的魔力泉

[ENDOCRINE SYSTEM/内分泌系统]

豆麦麦/著 立米/绘

U0305027

陕西新华出版传媒集团

陕西科学技术出版社

图书在版编目(CIP)数据

神奇的魔力泉:内分泌系统 / 豆麦麦著. —西安:陕西科学技术
出版社, 2015.3 （2020.8重印）

ISBN 978-7-5369-6379-5

Ⅰ. ①神… Ⅱ. ①豆… Ⅲ. ①内分泌系统－青少年读物 Ⅳ.
①R322.5-49

中国版本图书馆 CIP 数据核字(2015)第 037607 号

神奇的魔力泉(内分泌系统)

出 版 者	陕西新华出版传媒集团　陕西科学技术出版社
	西安市北大街 131 号　　邮编 710003
	电话(029)87211894　　传真(029)87218236
	http://www.snstp.com
发 行 者	陕西新华出版传媒集团　陕西科学技术出版社
	电话（029）87212206　　87260001
印　　刷	华睿林（天津）印刷有限公司
规　　格	720mm×1000mm　　16 开本
印　　张	10 印张
字　　数	54 千字
版　　次	2015 年 5 月第 1 版
	2020 年 8 月第 2 次印刷
书　　号	ISBN 978-7-5369-6379-5
定　　价	23.80 元

CONTENT ABSTRACT
内容简介

　　毛小逗、麦麦罗、安千儿三人在学校组织的一次野外生存训练营大考验中意外地走失，误入巨人族生存的"时间空间"。

　　在"时间空间"里，三人遇到了巨人克洛奇，在巨人克洛奇的眼中，三个孩子显得非常渺小。

　　巨人克洛奇躯体庞大。由于庞大的身躯需要极大的能量才能维持其基本生存，因此，巨人克洛奇使用两大方式维持生命：一是不断地寻找食物，以供身体能量的需求；二是减少活动，常常嗜睡。

由于生存环境的恶化，巨人族的食物越来越少，他们开始靠寻觅一些树叶、杂草来维生。毛小逗、麦麦罗、安千儿进入"时间空间"，跌落神秘之地后，身上沾满了树叶、杂草，正巧遇到了正在寻觅食物的克洛奇，便随着树叶、杂草被克洛奇吞入腹中。

由此，三人来到了另一个"生存空间"——巨人克洛奇的躯体内，并在这个生存空间里开始了一次神奇的人体探索之旅！

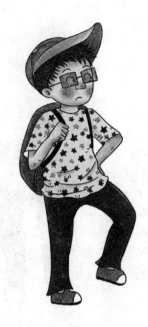

毛小逗：毛小逗的爸爸是一位生物学家，受爸爸的熏陶，毛小逗自幼热爱科学，和别的孩子一样对任何事物都充满好奇与疑问。他不但热爱科学，还喜欢冒险。

姓名：毛小逗
性别：男
年龄：少年

THE MAIN CHARACTER

主角

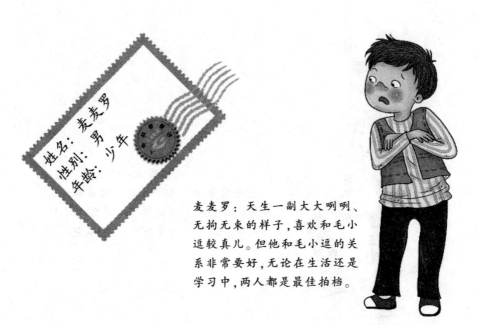

姓名：麦麦罗
性别：男
年龄：少年

麦麦罗：天生一副大大咧咧、无拘无束的样子，喜欢和毛小逗较真儿。但他和毛小逗的关系非常要好，无论在生活还是学习中，两人都是最佳拍档。

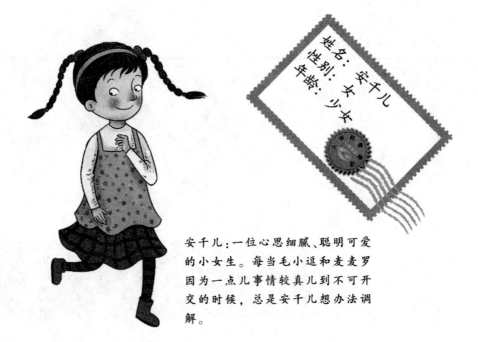

姓名：安千儿
性别：女
年龄：少女

安千儿：一位心思细腻、聪明可爱的小女生。每当毛小逗和麦麦罗因为一点儿事情较真儿到不可开交的时候，总是安千儿想办法调解。

CATALOG

目录

CATALOG

目录

第1章

· ·

神秘的邀请函

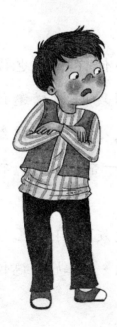

神秘的邀请函

　　自从见到了邀请函后，小伙伴们再也没有心情开玩笑了，那个突然出现的神秘邀请函，把他们吓坏了。在慌乱中，小伙伴们竟然脱离了原来的轨道，踏上了另一条陌生的、神秘的路途。

　　他们只顾着往前走，却没发现自己已经跑偏了。哦，准确地来说，是从一条轨道跑偏到另一条轨道上了。

"安,安千儿。"麦麦罗随意一瞥,不相信地捂着嘴巴朝正在行走的安千儿和毛小逗喊道。

如果这个时候你还以为麦麦罗只是为了淘气或者是为了吓唬自己的小伙伴,那你可就大错特错了。

"你,你怎么了?"毛小逗回头看着麦麦罗的表情,一副不敢置信的样子,"喂,喂,这个时候可不是开玩笑的时候哦。"

"不,不是,信,信……"麦麦罗看着回过头的安千儿脸都有些白了。

"啊,怎,怎么了?"看着麦麦罗的样子,本来就胆小的安千儿也开始害怕了,"你说,什么,什么信?"

毛小逗看着麦麦罗的表情,似乎懂了什么,他顺着麦麦罗的目光看向安千儿的手,刚才还很平静的他,在目光投到安千儿的手时瞬间变了脸色。

"你们看什……啊……这,这是什么?"安

千儿低头看向自己的手时也忍不住尖叫起来，然后把手里的东西扔了出去，"怎么，怎么回事？什么时候到我手里的？呜呜。"

"刚才，刚才还没有的，对不对？"安千儿有点不确定地问小伙伴。她记得不久之前她

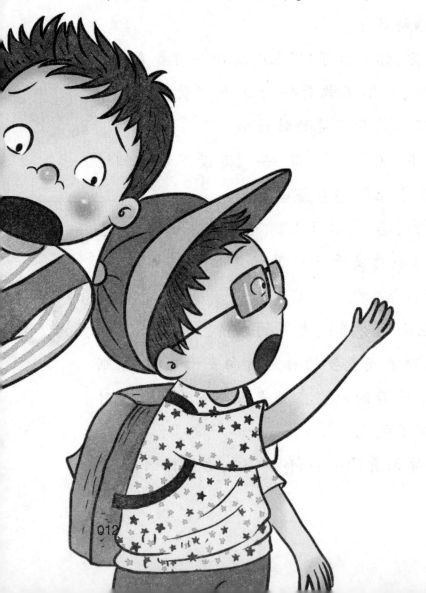

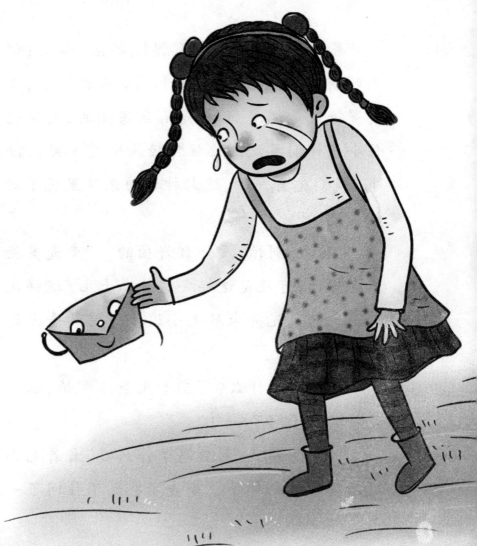

还伸手推了麦麦罗一下，而且就是用这只手，当时手上可是空无一物啊。这是怎么回事呢？

什么时候手心竟然莫名其妙地多了个东西，而自己却全然不知，这也太吓人了吧。

　　毛小逗点点头，弯下腰捡起信，心想：这个时候绝对不能惊慌，安千儿本来就胆小，麦麦罗虽说是调皮，但也是有点害怕的，要先稳住小伙伴们再说。他故作轻松地笑了笑："没事。我们先看一下，这封神秘的来信里说了些什么吧。"

　　"别怕，别怕，没什么好怕的。"麦麦罗虽然也害怕，可还是这样安慰着安千儿。这样说着，他的目光并未从毛小逗拿着信的手上离开。

　　"写，写了什么？"安千儿虽然害怕，但还是壮着胆子问了一句。

　　"是啊，到底，到底写了什么？"看着毛小逗眉头紧锁的样子，麦麦罗也忍不住问了一句。

　　对于两个小伙伴的疑问，毛小逗并没有回答，他环顾四周，企图找出那个偷偷送信的人。也就在此时，毛小逗发现了一件惊人的事情！那就是他们几个好像迷路了，这根本不是之前的那条路，而是个陌生的环境，还是个很诡的世界。哎，对了，怎么就莫名其妙地走到这儿来了呢，毛小逗在脑海中搜索着先前的记忆。

对了，当时他们在干什么呢。哦，信！是的，那时候他们也是发现了一封神秘的邀请信，为了弄清楚到底是谁给的信，他们就迷迷糊糊地从原来的道路上走了出去。

竟然到这儿了。那么这儿又是谁的地盘呢？信又是怎么莫名其妙就到安千儿手里了呢？这些都不得而知。

"喂，不要这样子吓唬人，到底写了什么啊？"麦麦罗耐不住性子，从毛小逗手里夺过了信。他看着信上的字迹忍不住"啊"了一声，这，这是和之前收到的那封神秘的邀请函上一模一样的字迹啊。

"写了什么啊？"安千儿有点害怕地往麦麦罗身边站了站，她甚至不敢去看那张纸上到底写了什么。

麦麦罗看了一眼安千儿，故作镇静地念了出来：

亲爱的小家伙们：

你们现在步入了一个新的、神秘的世界，这个世界到底有什么神秘之处呢？还要你们走进来慢慢了解。恭喜你们迈出了第一步，为了鼓励你们的勇气，我送你们一个提示哦——你们将在不久之后遇到第一魔力泉。找到泉眼所在，你们就会知道下一步要怎么走。

小家伙们，友情提示，在找到我之前你们别想从这个世界出去，哈哈哈。

麦麦罗在念到最后一句话时，浑身的鸡皮疙瘩都起来了：这算是恐吓信吗？尤其是那歪歪扭扭的三个"哈哈哈"。他回头看着小伙伴，故作轻松地说："嘻嘻，我们遇到了喜欢开玩笑的神秘人。"

　　"第一魔力泉是什么东西？"毛小逗在四周寻找无果之后，试图从那封信里找出蛛丝马迹。信上说，不久之后就会遇到第一魔力泉，找到泉眼所在，就会知道下一步怎么走。

　　那就是说，现在要在这个根本不知道是

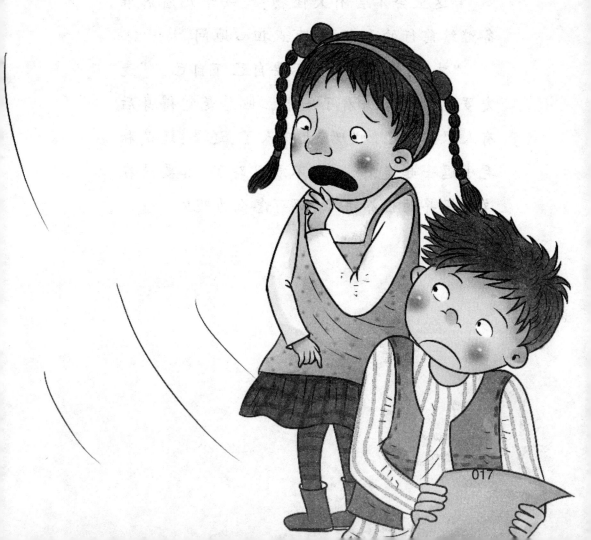

怎么回事的世界里走下去，直到遇到第一魔力泉，找到泉眼，这就是自己和小伙伴们唯一的出路了吗？毛小逗回头看了看这个陌生的地方。不能这样冒险，不如就先照着信上说的走下去，看看到底会遇到什么，到时候再询问，说不定就可以知道结果了呢。

　　"这里会不会有大怪物？"安千儿看着准备继续前行的毛小逗，有点担心地问。

　　"才，才不会有呢，不要自己吓自己。"麦麦罗边说边回头看了一眼，他总是觉得身后有人跟着自己。哎呀，太吓人了，还是，还是和毛小逗一起走吧，再也不敢乱跑了，真要是在这个怪异的世界丢了，那可怎么办呢？

第2章

· ·

神秘的第一魔力泉——垂体

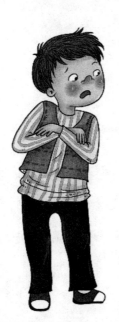

神秘的第一魔力泉——垂体

①寻找第一魔力泉

当务之急当然是要找到第一魔力泉了，这样想着，小伙伴们达成了共识，那就是分头找。毛小逗照着直路走，安千儿和麦麦罗则分别踏上别的路程，如果谁先找到了第一魔力泉就要返回刚才的位置，半个小时后不管找到找不到，都在那儿集合。

毛小逗走了两步之后察觉到了不对劲，他回头望了一眼，后面空荡荡的什么也没有。不，不对啊，难不成刚才是自己的错觉。毛小逗再三确定身后没人之后继续往前走，咦？有，有别的声音。毛小逗再次回头，后面仍旧空空如也。

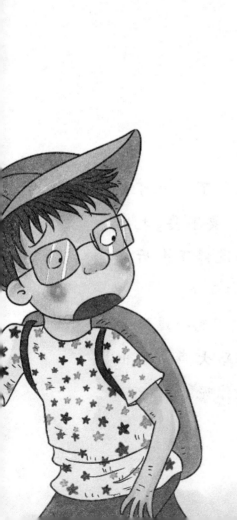

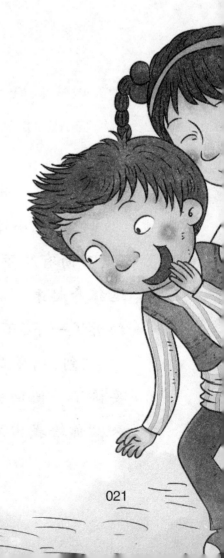

　　这样的环境别说毛小逗了，把谁丢在这里都会害怕的吧。毛小逗轻轻咳嗽了一声，心想：这样下去不是办法，不如，不如唱首歌来壮壮胆子吧。

　　于是他壮着胆子唱道：

　　我们的祖国是花园
　　花园里花朵真鲜艳
　　和暖的阳光照耀着我们
　　每个人脸上都笑开颜
　　……

　　但是毛小逗的声音越来越小了：太可怕了，后面有脚步声。要不要回头，要不要。毛小逗狂奔起来。满头大汗的毛小逗停下来后仔细听了一下，不，不对，依旧有脚步声。

　　"到，到底是何方神圣啊你？"毛小逗终于妥协了，他回头看着空荡荡的路大声喊了出来，"你给我出来，我，我才不怕你呢。"

"别，别激动。"在毛小逗攥紧拳头，准备如果有什么不妙的事情发生就继续跑的时候，从后面的遮挡物里伸出了一个小脑袋，"是，是我啊，毛小逗。"

毛小逗仔细一看，忍不住笑了：这，这不是麦麦罗吗？哎，不对啊，不是说好分开找魔力泉的吗？

"还，还有我。"在麦麦罗身后的遮挡物里又钻出了个小脑袋，有点不好意思的安千儿也开了口。

"你们两个不去找魔力泉，跟着我干什么？"想到自己竟然被自己的小伙伴们吓了一大跳，毛小逗没好气地问。

"我，我，我……"麦麦罗扭捏了半天，"我害怕"三个字还是没有说出口。

"我害怕嘛！呜呜，这儿一切都这么吓人，你还让我单独走，要是遇到大怪物怎么办？我还想要回家见我妈妈呢！呜呜。"安千儿忍不住哭了出来。她越说越觉得自己委屈，从小到大，到哪儿都有爸爸妈妈陪着，现在爸爸妈妈不在身边也就算了，来到这么吓人的环境中，竟然要自己一个小姑娘去找魔力泉，太可怕了吧。

"你，你别哭啊。"毛小逗一看安千儿哭也慌了。自己刚刚也不是有意要那么凶的，要知道，自己也因为这两个鬼鬼祟祟跟着自己的家伙被吓得不轻啊。

"是啊，别，别哭。"麦麦罗边说边有点哀怨地看着毛小逗，"你胆子这么大你都知道要跑，你让我们单独去找，多吓人啊。我，我也想哭了。"麦麦罗不过是这样说说而已，他一个男子汉怎么会说哭就哭呢。

"我，我错了，还不成？你，你别哭了。"要知道女孩子哭起来，那可难哄着呢，不管毛小逗和麦麦罗怎么想尽办法说好话，安千儿依旧只顾着哭。

"哎呀，你们烦不烦啊。"就在两个小伙伴对面前这个哭哭啼啼的小姑娘无能为力的时候，另外一个不耐烦的声音传了出来。等等，从哪儿传来的声音啊？会不会是……

两个小伙伴对视了一眼，直接叫嚷着："救命啊！"然后就抱到了一起。倒是正在哭哭啼啼的安千儿听到声音后吓得愣在了原地，动都不敢动。

"大，大怪物啊。"麦麦罗哀嚎着，"毛小逗你别掐我啊，我还没被大怪物抓走呢就先被你掐死了。"

"你，你别乱动啊。"毛小逗也害怕了。他突然想起那个莫名其妙毫无预兆就出现的邀请信，再想想这个突然出现的声音，这，这可不就是神出鬼没嘛。

"说谁是大怪物呢？"那个隐在暗处的神秘的大家伙有点不乐意了：好不懂礼貌的孩子啊，在自己的地盘上大吵大闹，不知道道歉不说，竟然还说自己是大怪物。想一想，哪有这么帅、这么有型、这么风度翩翩的大怪物啊，小孩子见识少，真是的。

"他们, 说, 说你。"安千儿小心翼翼地开口。

"喂, 一边去。"毛小逗看了看, 觉得大怪物没有要出来抓自己的意思, 再说了, 人家都能神不知鬼不觉地把信塞进安千儿手里, 如果真的想抓自己了, 自己这样也没用啊。这样想着他站直了身体, 略微有点嫌弃地看了麦麦罗一眼。

"喂。"麦麦罗也站直身体, 有点不可思议地望着毛小逗: 他也太会过河拆桥了吧, 刚才害怕地使劲掐自己的时候, 怎么就忘记了呢?

"还吵吵, 真是的, 烦死了。"神秘的大家伙越来越不解了, 这都是些什么孩子啊, 刚才还害怕地抱成一团呢, 现在竟然又开始吵了。再说你们要吵也站远点啊, 这样严重影响到自己了。

"不, 不吵了。"麦麦罗本来想好好数落一下毛小逗, 突然想到这儿可是别人的地盘, 要是惹人家不高兴了, 人家一生气指不定给自己来个"降龙十八掌"，那自己岂不是小命不保，一命呜呼了。

"大，大怪物。"其实毛小逗是想问问这个神秘的大怪物知不知道神秘的第一魔力泉，谁知刚刚说了大怪物三个字，就听到了很生气的怒吼。是的，怒吼！

"说了几遍了，我不叫大怪物，不叫大怪物啊！你们这是要闹哪样啊！我这么善良，温柔，可爱，怎么会是大怪物啊？"神秘的大家伙的怒吼可把三个小伙伴吓坏了，他们唯一能做的就是暗暗祈祷这个大家伙赶紧恢复正常，再这样怒吼下去这儿的墙壁就要坍塌了。

"那，那你叫什么？"好不容易等大怪物，哦，不，大家伙平静下来，安千儿赶紧鼓足勇气问了一下他的名字。

"我啊，我就是神龙见首不见尾，人称江湖第一魔泉的垂体是也。"大家伙洋洋得意地说出自己的江湖称号，却没注意到小家伙们脸上从害怕到欣喜到崇拜到喜极而泣的变化。

"呜呜,太,太好了,终于找到你了。"安千儿又哭了起来。这就是第一魔力泉啊,自己竟然如此幸运。

"咦。"垂体思索了一下,看着痛哭流涕的安千儿,"你,你不要这样哦。"

"呜呜,我也想哭了。"麦麦罗开始在毛小逗的衣服上蹭来蹭去,毛小逗嫌弃地后退了一步。

"你,你们到底怎么了?"看到小家伙们这个样子,垂体百思不得其解,他使劲回想着自己从出生到现在的事情,不记得欠了谁钱没还,也不记得拿了谁的东西不给啊。

"我们终于找到你了。"毛小逗也忍不住抒发了一下自己的感慨。

"喂,喂,你们别这样啊,我和你们无亲无故,也无冤无仇的。"垂体赶紧解释道。

"没事。就是,就是见到你太开心了。"安千儿果断地擦干眼泪换上个大大的笑脸。

"你们刚才不是一副见鬼的表情吗？都说小孩子的脸是六月的天，说变就变，看来是真的了。刚才明明一副害怕的样子，现在竟然如此开心。来个人讲解一下，现在这是什么情况？"垂体说道。

"你看。"毛小逗这才想起那封信来，他从口袋里掏出来递给垂体。

"啊，这是什么？挑战信？我告诉你哦，我，我可是不接受挑战的。"话虽这样说着，垂体还是接过了信。他很自然地打开信封取出信开始读。

他没看到小家伙们一脸不可思议的表情。对，因为刚刚毛小逗拿出那封信时并没有看到垂体来拿，而等他反应过来时手上已经是空空如也了。

这样的情景是不是很熟悉啊，当然是的，因为小家伙们不约而同地想到了莫名其妙出现的信，也是在这种情况下。那岂不是说明递给自己信的人就是垂体。

等等，总觉得还有哪点儿不对劲。不过，毛小逗的疑惑很快就被解开了。因为垂体在看了信之后竟然沉默了好长一会儿，再开口时，却是很恭敬的样子："欢迎贵宾的到来！"

"什么？贵，贵宾？"麦麦罗觉得莫名其妙，怎么垂体的语气突然变了呢，而且还称自己和小伙伴为贵宾？有没有搞错，不会是认错人了吧？

"原来是老大邀请你们来的啊。"垂体不经意间的一句话让小家伙们更是摸不着头脑了。老大，老大？

"老大是谁？"毛小逗试探着问。

他以为垂体会告诉自己，没想到垂体只是微微一笑："这个嘛，等你们见了他就知道了。"

"现在不能说吗？"安千儿不死心地问道。

"当然不能，真不好意思。"垂体微微一鞠躬，然后嘴角轻扬，"小家伙们，我会告诉你们一切你们想要知道的事情，除了这个问题。"

②分泌生长激素的垂体

小家伙们算是懂了，这个幕后的老大可是个厉害的角色呢，不仅厉害而且还神秘。既然不知道，那不如问点别的东西吧。

"哦，我忘记了。"还没等小家伙们问出来，垂体已经开口了，"很抱歉，忘记做个正式的自我介绍了。我就是垂体。不要小看我哦，我可是机体内最重要的内分泌腺，可以分泌多种激素，调控其他多种内分泌腺，通过垂体柄和下丘脑相连。在神经系统与内分泌腺的相互作用中处于重要的地位。"

"其实我长得可是非常俊美的哦。我是个椭圆形的大帅哥，外形酷似一颗小巧的鹌鹑蛋。你可别小瞧我们，因为我们可是控制人体生长发育的重要组织呦。我们由腺垂体和神经垂体两部分组成。腺垂体能分泌生长激素、促甲状腺激素、促肾上腺皮质激素和促性腺

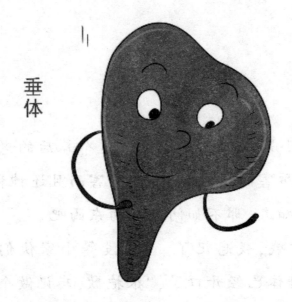

垂体

激素,后三种激素分别促进甲状腺、肾上腺皮质和性腺的分泌活动。生长激素可促进骨骼和软组织生长,幼年时该激素分泌不足可引起侏儒症,如果该激素分泌过剩,在骨骼发育成熟前可引起巨人症。"

"啊,巨人症?"在垂体说完之后麦麦罗的心思都被这三个字勾走了。

"是哦。"垂体很绅士地一笑。

"哇哇,那是不是和大巨人一样,好威武,好勇猛哦。"麦麦罗突然想到了平时看的漫画里的大巨人,力大无比,随手就可以推翻一栋楼。这太神奇了吧。

"喂，友情提示一下，巨人症可不是你认为的大巨人的样子。"那句话怎么说来着，哦，知麦麦罗者唯毛小逗是也，毛小逗就知道麦麦罗这个头脑简单四肢发达的人又想到别的地方去了。

"嗯，我以前好像听妈妈说过哎。等一下，让我想想。"安千儿在听到巨人症的时候总觉

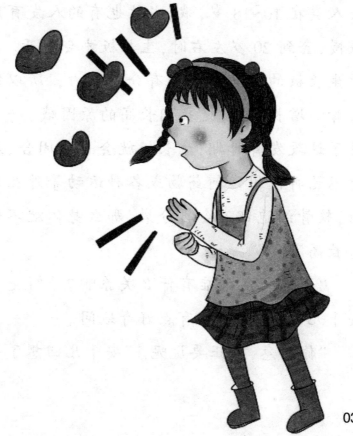

得以前好像妈妈提起过。

　　"哦,想起来了。好像是说巨人症多数发生在 20 岁以下者,也就是说生长板尚未闭合之前。"安千儿小姑娘毫不费力就想起了妈妈曾经说过的话,想起来当时自己也是十分好奇,也就是这份好奇心促使她多问了几句,而妈妈刚好那天不是很忙,就说了一大堆知识给自己,"生长板位于人类四肢骨骼的中间,当人类在 10~18 岁,哦,当然也有的人发育比较慢,会到 20 岁左右时,生长板才会打开。由于生长板的软骨细胞拥有分裂能力,所以能让骨头增长,这就是我们长高的原因哦。一旦过了这段发育时期,生长板就会自动闭合,届时不论再使用任何药物或各种运动等外在刺激,软骨细胞都不会再分裂,那么身体就不会再长高了。"

　　"那这和巨人症有什么关系啊?"听完了安千儿的话,毛小逗有点好奇地问。

　　"你别急,我正要说呢。"安千儿回想了一

下，继续说道，"在人的眼睛后方，鼻腔的上端，有一个腺体，叫做脑垂腺，它可以分泌生长素。生长激素可是一种神奇的物质。"关键的话到嘴边，安千儿又故意停顿了一下，清清嗓子，得意地卖了下小关子。

"我们都知道人体是由许许多多的微小细胞组成的。人体的生长发育其实就是这些微小细胞长大、变多的结果。而生长激素之所以神奇，就是因为它能促进我们人体内的细胞数目增加和变大，由细胞组成的身体器官也会随着长大。在这个过程中，若是生长激素分泌过量或过少，就会引起可怕的巨人症或者侏儒症！"安千儿看了一眼听得发呆的毛小逗接着说，"巨人症患者的父母大部分身高都在正常范围，但是得病的子女却变得很高大。虽然他们的个子非常高，但是四肢长度却跟常人不一样，双臂伸展出来的长度甚至远远超过了身高，并且，他们的脚步移动速度不灵便，很迟缓。不过，这种高个子可不是什么好事情，因为他们体内生长激素过高，会造成人体的代谢异常，如果不及时治疗的话，很快会衰老的，身高也将回缩。"

"啊，这么可怕！"麦麦罗一直以为巨人症不过是长得像大巨人一样，是力大无比的，没

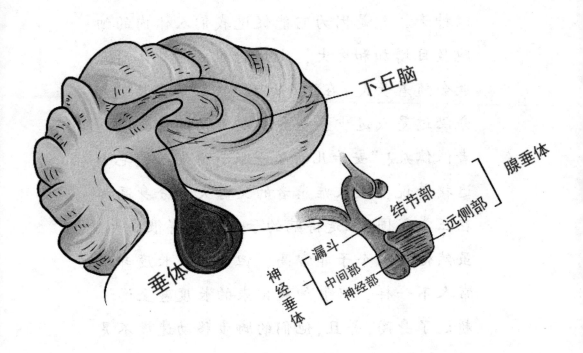

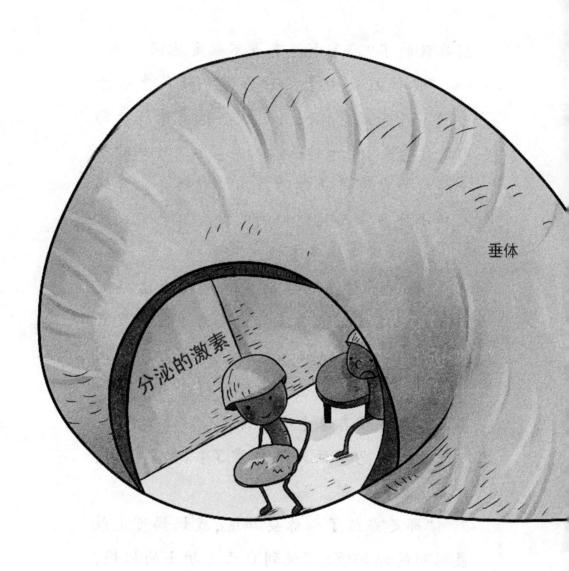

垂体

分泌的激素

想到这竟然是一种病。太恐怖了。

"那，那侏儒症就是生长素分泌不足的原

因导致的了？"毛小逗有点不确定地问。

"侏儒症是由于多种原因导致的生长素分泌不足而致身体发育迟缓。很多侏儒症都与遗传有关，是一种基因疾病。患这种病的人一般智力发育是正常的，不过身材会比普通人矮小许多，而且他们的四肢发育会不成比例,给生活带来很多不便。"

"还有一种是垂体的遗传问题或者病变引起的侏儒症。很多侏儒症患者小时候发育还算正常，但是3~4岁之后就明显跟不上同龄人了,而且，智力也会出现障碍。"安千儿一本正经的样子真像个小老师。

麦麦罗忍不住为她鼓掌了："真没想到，你知道这么多啊。"

"那是当然了。你要知道，我妈妈可是最最聪明的妈妈哦。"说到自己当护士的妈妈，安千儿很是骄傲。

"是哦,安千儿小姑娘的确很厉害哇。"垂体看着三个小家伙,觉得自己的戏被抢了。这个时候自己是不是应该站出来大喊一声"吾乃无所不知无所不能的天下第一神泉垂体是也"呢？

"那现在我们要怎么办？"安千儿小姑娘也真是的，人家天下第一的神泉垂体好不容易夸奖了一句，她连谢谢都没说，直接转身问身边的小伙伴们自己该怎么办。

"哦，对了，我要给你们个提示哦。"垂体没想到自己这个堂堂天下第一竟然被三个小家伙活生生地无视了。不过，他转念一想，算了，大人不计小人过，何必和这些娃娃们较真呢，不如先把那个提示给他们好了。

"提示？"

"什么提示？"

"小家伙们。"垂体很绅士地鞠了一躬，后退一步，霎时一块巨大的黑色大幕布从上方倾斜而下。

幕布后面是垂体高深莫测的声音："命运的齿轮就要开始运转了哦。"

第3章

· ·

奇特的大蝴蝶——甲状腺

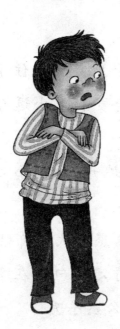

奇特的大蝴蝶——甲状腺

"啊。"正在前面走的安千儿突然止住了脚步，她的这声尖叫可把麦麦罗和毛小逗吓坏了。

"怎,怎么了你？"麦麦罗跳开一步,小心翼翼地看着周围。

"没,我只是突然觉得刚才黑色大幕布上的话好熟悉。"安千儿越来越肯定那句话在哪儿听过,若不是听过怎么会这么熟悉呢。

"你什么都觉得熟悉。其实不只是你，大家都觉得熟悉。"麦麦罗说到这儿脸色有点发白，他指了指毛小逗，"你，你脸上……"

"什么？"毛小逗虽然有些害怕可还是故作镇静地看着小伙伴，"麦麦罗，都这个时候了，不要随便开玩笑哦。"

"我，我没……"麦麦罗想拔腿就跑，可是双腿却像灌了铅一样怎么都动弹不得，连想要说的话都说不出来。

"什么啊？"毛小逗有点不相信地问安千儿，"我脸上有什么？"

"哪……有……"安千儿愣了一下，在短暂的寂静过后，她张开嘴哭了，"呜呜，呜呜，不要吓我，不要吓我……"

"到底怎么了？"毛小逗看着他们的样子觉得太不可思议了，即使真的是自己没洗脸他们也不用这个样子吧。他为了确认脸上没东西还用手摸了摸，真的什么都没有啊。

"蝴……蝴蝶？"在听到麦麦罗说的话后，

毛小逗的脸色也变了。

如果你以为三个小伙伴单单是为了毛小逗脸上的蝴蝶而害怕，那可就大错特错了。虽说安千儿胆小，可是有哪个小姑娘不喜欢蝴蝶这种生物的，更何况麦麦罗和一向淡定的毛小逗也被吓得变了脸色。

小伙伴们为什么这么害怕呢？原来时间倒回在和垂体告别的时候，在黑色的幕布后响起垂体高深莫测的声音时，黑色的大幕布上突然显示了几个大字：

蝴蝶翩翩飞

如果只是这个五个大字就好了，偏偏这五个鲜红色的大字让小伙伴们第一时间想到了血。

这就是第二个提示：蝴蝶翩翩飞。难怪安千儿说她觉得这句话熟悉呢，何止是她，大家对这句话都不陌生，可是这个时候小伙伴们想到的却是，要在这五个字里找到线索。

在毫无头绪的情况下，毛小逗脸上竟然多出了一个蝴蝶花纹，虽然只是存在了极短的时间然后就消失了，可还是吓坏了小伙伴们。

"没，没有了。"在毛小逗试图弄清楚脸上的蝴蝶花纹是怎么回事的时候，麦麦罗结结巴巴地提醒他，蝴蝶花纹已经消失了。

"我，我好像知道了。"直到毛小逗脸上的蝴蝶花纹消失，安千儿才敢朝他走去。

"知道什么？"麦麦罗难得这么凝重，"是蝴蝶花纹为什么会出现吗？"

"应该是线索吧。"不愧是毛小逗，他略微一想就明白了安千儿要说的话。果然，安千儿在听到他这样说之后，点了点头表示"是的"。

"你说，线索？"麦麦罗也是个聪明的孩子，经毛小逗这样一提醒，他马上就明白了，"你们的意思是，线索是蝴蝶？"

两个小伙伴很郑重地点了点头。原来第

二个线索是蝴蝶，意思就是只要找到和蝴蝶有关系的东西，就能解开谜题，弄清楚幕后老大的真实身份了。

这样想着，三个小伙伴觉得又看到了希望。只是，这蝴蝶要去哪儿找，这儿连花朵都没有怎么会有蝴蝶呢。这可是个大难题啊。

不管怎么样，能知道线索是蝴蝶已经很好了。小伙伴们在这条未知的道路上继续前进，其实心里还是有些怕的，从第一封神秘的邀请信到现在他们经历了好多意外的事情。

不过这些害怕不但没有阻碍他们前进的脚步，反而更加激发了他们的好奇心。可是在这个陌生的环境中找跟蝴蝶有关的东西无异于大海捞针。即使如此，小伙伴们还是觉得应该试一试。

"有朋自远方来，不亦乐乎……"这种沉寂的环境被一个有些低沉的声音打破了。由于此时的声音和之前遇到的凶巴巴的声音大不一样，小家伙们互相对望了一眼，便很谨慎地站在一起，并没有什么太慌乱的表现。

"他，他好像很友好。"安千儿忍不住先开口了。

"当然，我可是很善良的。"那个低沉的声音忙不迭地接过话茬。在说这句话时为了让小家伙们感到自己的友好和善良，他还故意放慢了语气，压低了声音。

"那个，请问你该怎么称呼？"毛小逗决定问问这个突然遇到的家伙关于蝴蝶的事情，当然了，在问蝴蝶之前当然要先问一下人家的尊姓大名了。

"我啊，嗯……"大家伙扭捏了一下，才开口，"我当然是人见人爱，花见花开的万人迷甲状腺。你们可以叫我甲哥哥。"

"呃，甲……"

"哥哥"那两个字毛小逗和麦麦罗还真喊不出来，而且那种话还是被甲状腺用低沉的声音说出来的，小家伙们觉得太别扭了。

"啊，甲哥哥。"安千儿小朋友倒是可以很

自然地喊出来，"对了，甲哥哥，你见过蝴蝶没？"

"蝴蝶？"甲状腺有点迷惑地看着眼前的小家伙们：这个地方怎么会有蝴蝶呢？是自己听错了还是小家伙们问错了？

"是啊，是啊，就是蝴蝶。"麦麦罗害怕甲状腺没有听清楚，赶紧又重复了一遍。

"这个，让我想想啊……"甲状腺仔细回忆。蝴蝶倒是没有见过，只不过小家伙们到底要找蝴蝶干嘛。

"没有一点印象吗？"三个小伙伴未免有点丧气，好不容易遇到了一个可能对自己很有帮助的人，竟被告知他根本没见过蝴蝶，这可要怎么办。

"哎哟，别这样了。"甲状腺看着垂着脑袋的小家伙们赶紧安慰道，"虽然我没见过蝴蝶，可是，我却有很多好玩儿的事情，不如就分享给你们好了。"

如果放在平时，小伙伴们听到这个肯定

要跳起来了，可惜这个时候，他们所有的心思都在第二个线索——蝴蝶上，根本没心情听甲状腺讲什么好玩儿的。

我就是甲状腺哦！

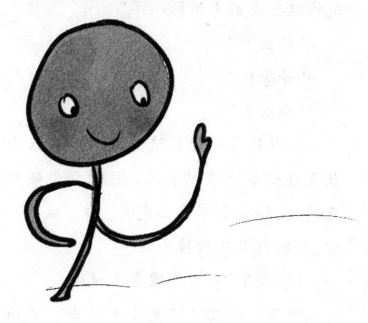

"别这样了嘛。我开始讲了哦。"甲状腺想着只要讲点好玩儿的就一定会吸引他们，谁让自己是个善良的人呢。可自己所知道的好玩儿的恐怕也就是自己了，那不如就来个自我介绍吧："刚才已经说了，我是甲状腺，我的府邸坐落在气管上端的两侧，嗯，整个看上去就像只优美的大蝴蝶……"

"什么？"

"等等！"

"蝴蝶？"

在甲状腺还没搞清楚状况时，三个小家伙已经开心地蹦起来了：这才叫做踏破铁鞋无觅处，得来全不费工夫啊。难不成第二条线索，其实就是甲状腺先生。

"怎么了？"甲状腺先生说道。

甲状腺现在还没完全弄明白，貌似好玩儿的事情才刚刚开始说，小家伙们怎么就激动成这个样子了。咦，不会是喜欢上风度翩翩、温文尔雅的自己了吧？

"哇哇,你刚才还说你没见过蝴蝶。"安千儿笑嘻嘻地做了个鬼脸。

"是啊,我没见过蝴……哦,我明白了。"甲状腺也是个非常聪明的人,在说到"蝴蝶"俩字时他突然明白了,他们要找的蝴蝶原来就是自己啊。

"可是,你们找我干什么呢?"甲状腺有点奇怪地看着小家伙们。不会是爱慕自己的美貌吧?

"嗯,甲哥哥,你还是先说好玩儿的事情吧。"在知道找到了第二条线索时小家伙们很是开心,当然他们现在也有心情听甲状腺说好玩儿的事情了,"你说完了,我们就告诉你,好不好?"

"那好吧。"虽然甲状腺也很好奇,但是小家伙都这样说了,他只好继续讲自己的了,"哦,我刚才讲到整个就是一个优美的大蝴蝶,对不对,那我继续了哦?"

"我们甲状腺藏身在人体的颈部,处于皮

肤的表层,仅有少数肌肉和筋膜覆盖,所以,如果发生病变稍有肿大的时候,很容易就可在体表用手感知触摸到。我们分左右两翼,中间通过峡部连接起来。这个峡部很像一副挑东西的扁担,稳稳地架在气管上部的软骨上,人在吞咽的时候,扁担两头的甲状腺也会随着喉部运动上下移动。翩翩扇动的双翼特别像一只飞舞的蝴蝶,对不对?"甲状腺得意地笑了起来。

"甲状腺不就是外形漂亮点么,有什么好得意的。"麦麦罗鄙夷地嘀咕了一句,岂料这句话没能逃过甲状腺敏锐的耳朵,不过,他并没有嗔怪,只是继续淡定地讲下去。

"我们甲状腺由许多大小不等的滤泡组成,在高倍显微镜下观察,这些滤泡像极了一个填充了蜂蜜的大蜂巢。而蜂巢的墙壁是一种单层上皮细胞,平时它们的形状是立方形,而当甲状腺比较兴奋的时候,这个滤泡就会变成柱状,滤泡内包裹的胶状物——'蜂蜜'

就会减少；而当甲状腺心情低落的时候呢，就会呈扁平状，甲状腺分泌的'蜂蜜'就会被滤泡储存起来！这种'蜂蜜'就是形成神奇的甲状腺素的原料——甲状腺球蛋白。"

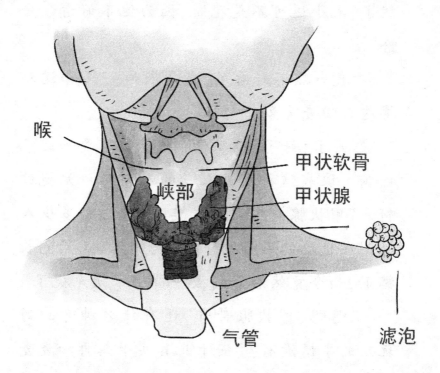

"哇,原来大蝴蝶并不只是花瓶啊。"麦麦罗有点惊讶,因为他一开始以为大蝴蝶形状的甲状腺不过是好看的装饰而已。

"你别把好看的东西都想象成花瓶了。"安千儿有点不满地小声嘟囔道。麦麦罗真是的,对好看的东西都有一定的偏见。

"难道不是吗?"麦麦罗笑嘻嘻地说,"当然了,毛小逗可不是花瓶,因为他不好看。哈哈。"

"我当然不好看了,我是很帅。"毛小逗难得这么回麦麦罗一句话。

"好了,好了,小家伙们。你们不要如此无视我,像我这种人见人爱的人何时被无视过啊。"甲状腺先生表示很委屈,想当初多少人拜倒在自己的石榴裙下。哦,错了,是黑色长裤下,如今竟然沦落到被一群小家伙无视了。

"嗯嗯,甲状腺哥哥,还有什么神奇的好玩儿的事情没有?"安千儿其实很想再和麦麦罗争辩一番,试图去改变他对好看事物的成见，可是听到甲状腺先生都那样说了，只好暂时作罢。

"这个啊。"好不容易再次找到了被聚光灯围绕的感觉，甲状腺先生装模作样地顿了一下，然后才开口说道，"当然有了。那下面呢，我就要给你们科普一下神奇的甲状腺素的重要作用。首先，甲状腺素有维持人体恒温的功能。因为甲状腺素可以促进组织细胞的氧化，让它们产生维系机体各个器官正常运转的热能，可以说，甲状腺素就是人体内的'热力'工厂。当天寒地冻、北风呼啸的时候，甲状腺接到大脑'天气寒冷，加紧供暖'的指令后，就会进入兴奋状态，加速分泌甲状腺素，随之人体产生的热量就会相应增加，这样人体就能抵抗严寒了；反之，在天气炎热的时候，大脑传达'太热了，限制热量供应'的指令，甲状腺，这个热力工厂的供应量就会大大减少，身体温度就会降下来。"

"哇，原来这个小小的甲状腺素有这么神

奇的作用啊。"毛小逗惊讶地伸了一下舌头。

甲状腺瞟了他一眼，继续讲着："第二，甲状腺

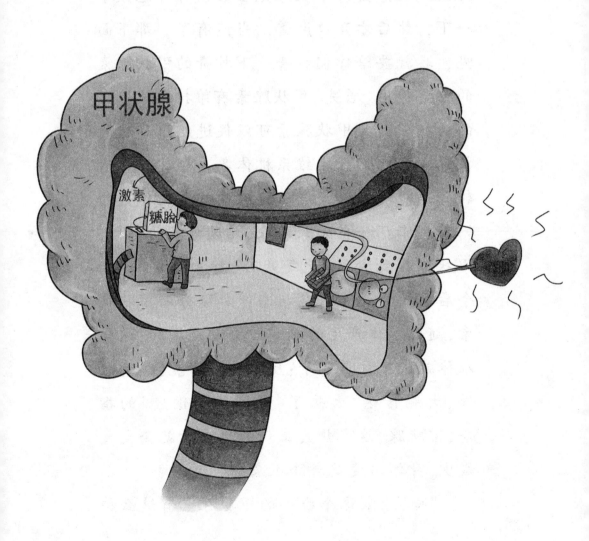

素还是人体的'营养加工车间'。它们可以促进人体蛋白质、糖、脂肪等营养物质的合成、吸收，有了这些营养的补充，人体才能骨骼强健、充满活力、保持能量。不过，如果甲状腺素分泌过多，人体的能量就会过度分解消耗，这样的话人慢慢就会消瘦下来。如果儿童的成长发育期甲状腺功能减退的话，则会使儿童成为弱不禁风的'小豆芽'，身体不堪一击。更严重的，还会患上智力迟钝、身体矮小的'呆小症'。"甲状腺平静的陈述，让几个人肃然起敬起来。

"甲状腺还有一个重要的作用，就是能提高神经系统的兴奋性。甲状腺激素可直接作用于心肌，使心肌收缩力增强，心率加快。所以甲状腺功能亢进的病人常表现为容易激动、失眠、心跳过快和多汗……"

甲状腺的讲述让几个人听得入了迷，此时此刻，大家完全没有意识到正有一个窃听者隐藏在阴暗角落里，静静地监听着几个人的对话。

"谁躲在后面偷听？"麦麦罗曾经的梦想就是成为大英雄，这个细心的大英雄竟然察觉到了在甲状腺先生的后面藏有一个偷听者。

听了麦麦罗的话后，毛小逗和安千儿不约而同地朝一个方向望去。这个在背后偷听的又是何方神圣呢？好像甲状腺先生并没有说什么秘密吧，不管了，反正鬼鬼祟祟偷听的人都不会是什么好人。

"偷听？"甲状腺先生在听到麦麦罗的话后的第一反应就是：谁啊，竟然如此大胆，敢在自己的地盘上撒野。

"出来，我看到你了。"麦麦罗其实并没有看到有人，他那样说只是刚才恍惚间看到有个什么身影。

"是我。"没想到麦麦罗歪打正着，让一直躲在甲状腺先生身后的那个人主动坦白了，"我是个好人。"

"好人？好人还偷听，谁信啊。"麦麦罗觉得自己简直就是盖世英雄，在所有人都没有察觉到的时候竟然那么聪明地知道有人在偷听。

"哦，好邻居，怎么是你啊？"甲状腺先生在听到那人的声音后恍然大悟，原来是自己的邻居。

那个被指偷听的人满脸委屈地看着甲状腺先生："我只是路过打酱油的，绝对没有偷听。"

"啊，你们认识啊？"安千儿惊讶地张大了嘴巴。真的没想到，这个偷听的人竟然和甲状腺先生认识。

"是啊，是啊，当然认识了，我们可是老邻居了。哦，对了，给你们介绍一下。"甲状腺先生很开心地把自己的老邻居介绍给小朋友们认识，"他们的名字叫甲状旁腺，四个兄弟，和我比邻而居，住在我家附近的单元里，左右各两个，他们的个头很小，看起来很不起眼。不

过他们四兄弟的作用却是很重要的喔。他们
分泌的甲状旁腺素有调节机体钙、磷代谢的
作用，而钙和磷可是对人体生长发育起重要
作用的元素啊。甲状旁腺四兄弟的正常工作，
可以让血液中的钙不致过低，血磷不致过高，
让人们的身体更加健康、强壮。"

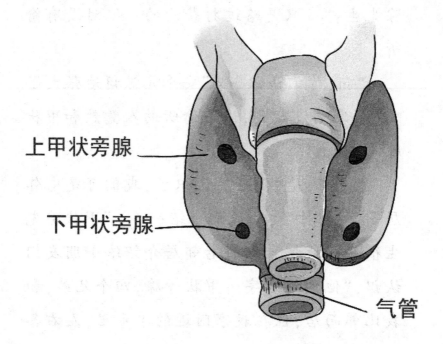

上甲状旁腺

下甲状旁腺

气管

　　介绍了自己的老邻居，甲状腺先生才想起来，小家伙们是要找蝴蝶，哦，不，找自己有事的："对了，你们找我，是为了什么？"

　　"你可以告诉我们老大是谁吗？"毛小逗直接问出了自己想要知道的问题，让他失望的是，甲状腺先生沉默了一会儿后摇了摇头。

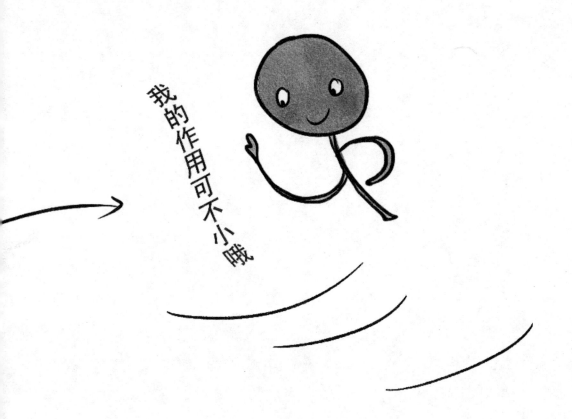

我的作用可不小哦

　　"小家伙们，很抱歉……"甲状腺先生还要说什么，却顿了一下，然后小伙伴们听到了有信纸翻开的声音。难不成，甲状腺先生也收到了神秘的信？

　　本来还笑嘻嘻的甲状腺先生在看了信之后变得严肃起来，他很恭敬地对小家伙们说："很开心能与你们相识，但是现在我要退场了。"

第4章

生物钟调控中心——松果体

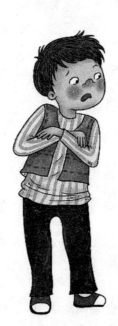

生物钟调控中心——松果体

几乎是在一瞬间，在几个小伙伴还没有回过神来时，甲状腺就神奇地消失了。

在大家一片茫然的时候，一封信从天空中悄然落下，好似一只断线堕落的风筝。

"快看，信！"麦麦罗眼疾口快，第一个发现了神奇来信。他的喊叫让周遭的氛围顿时紧张了起来。

不远的前方，一封信安静地躺在地上。安

千儿习惯性地躲到了毛小逗和麦麦罗的身后，双手紧紧抓住了麦麦罗的衣服。麦麦罗虽然也紧张得两腿像灌了铅，但是在女生面前他可不想自毁英雄的形象。于是，他颤抖着声音，装作若无其事地说："不就是封信嘛，不用怕，有我在呢！"

麦麦罗一步一步挪到了信跟前，壮起胆子把信捡起来。信封上依旧是歪歪扭扭的字迹：

小家伙们亲启

"写了什么？"安千儿看着麦麦罗一脸严肃的表情忍不住问道。

"不会，不会是什么恐怖的消息吧？"毛小逗虽然知道这个时候害怕是没用的，可还是忍不住问了出来。

"小家伙们，恭喜顺利通过前两关。接下来的任务提示：隐身的第三只眼。"麦麦罗满脑子狐疑地念出信上的内容。

"什么？第三只眼？难道是传说中的二郎神的天眼？"毛小逗脑袋凑过来说。

"莫非是恐怖动画片中的三眼怪物要现身了吗？"安千儿的敏感神经此时已经被这句令人迷惑不解的提示折腾得脆弱至极。

"这世界上哪有什么怪物啊？这句话一定是在给我们暗示什么东西……"麦麦罗斩钉截铁地否定了大家关于怪物的联想，关于线索的提醒也让三个小伙伴开始冷静下来。

"眼睛的位置，毫无疑问，肯定是在人的头部，可是这隐身的眼睛又在什么位置呢？"安千儿睁着一双迷茫的眼睛问道。这也让麦麦罗和毛小逗陷入了深思。

片刻的沉寂之后，毛小逗突然惊喜地蹦了起来，这让还在思考问题的两个人吓了一大跳。

"毛小逗，你不会被吓傻了吧，高兴什么啊。"安千儿嗔怪道。

"不是，不是，你们听我说啊，我想到了这句话暗示的意思啦！"毛小逗兴奋得眉飞色舞起来，那样子就像已经解开了最终的大谜团。

"快说！快说啊！"急性子的麦麦罗迫不及待地想听到答案。

"答案还是：二郎神！"毛小逗的回答，差点让两个小伙伴笑出声来。

"你没事吧，拿一个传说中的神仙忽悠人，别这么小儿科好不好啊！"麦麦罗一脸的鄙夷。

"不是，不是，我可没有开玩笑。你们听我解释嘛！"被人误解了的毛小逗赶紧辩解了一句，"你们想想，二郎神的第三只眼睛的位置在哪里呢？"

"两个眉毛之间的额头正中！这谁不知道啊？"安千儿瞪大了眼睛，反问毛小逗。

"对啊！所以，我敢准确地推断，这封信上的神秘眼睛就提示我们，它在这里！"毛小逗指着自己的额头中间说。

"嗯，让毛小逗这么一说，还真有这种可能性！也许这就是一个线索！"麦麦罗这时有点赞同毛小逗的大胆猜测了。

最终，三个小伙伴统一了意见，向目标进发。

奇怪的是，刚出发不久，周遭的天空却变得阴沉起来，光线也变得昏黄而压抑，就像有一场阴雨即将到来。刚刚还是兴致勃勃的三个人，这时候已经步履蹒跚，昏昏欲睡了。

"我们找一个僻静的地方躲避一下吧，我已经困得睁不开眼睛了！"哈欠连连的麦麦罗已经有点双眼迷离了。

无精打采的三个人，背靠背躲到一个角落里，沉沉地陷入梦乡……

"嘿，嘿，醒醒！……"

不知过了多久，三个小伙伴的美梦被一个清脆的声音吵醒了。蒙蒙胧胧地刚睁开眼，又被外面透亮清澈的光线刺得赶紧闭上。稍微定了定神，三个人才慢慢适应，只觉得神清气爽，浑身上下充满了活力。

"嘿，你们好，远道而来的朋友们！"一个细小、欢快的声音从脚下的一个地方传来，让三个人惊得差点蹦起来，慌忙低头寻找。

只见距离大家脚边不远的地上，站立着一个小小人，声音就是从他的嘴里发出来的。几个人俯下身来细细端详这个小东西，只见他长着一副椭圆形的身体，穿着一身红褐色的外衣，一只硕大的眼睛滴溜溜转动着，十分精神，活脱一个小小的"豌豆精灵"。

"嘿，是你在说话吗？"麦麦罗对着豌豆精灵友好地挥挥手。

"是啊，就是我！欢迎你们走近我的世界！了解我们家族的神秘历史。"豌豆精灵毕恭毕敬地给大家打了个招呼，几个人紧绷的神经才慢慢缓和下来，争相向这位神秘的小人物发问。

"嘿，你是谁？为什么会在这里遇到你？"

"为什么我们会昏昏入睡，跟你有关吗？"

……

三个人一连串的问题，像密集发射的机关枪子弹一般，"豌豆精灵"只是抱着胳膊，笑而不答。

"好啦，好啦，大家的问题我会一一作答，但是你们也得给我说话的机会啊。"等着三个人的"暴风骤雨"稍稍停歇了，"豌豆精灵"开始慢条斯理地逐一回答。

"我叫松果体，住在人们大脑内部的一个小地方，具体住址在人的双眉之间，印堂之后的深处。形状大小酷似一颗豌豆，所以你们可以叫我豌豆小弟。"这开场白让气氛更加轻松起来。

"豌豆弟弟，你躲在大脑深处，一定有什么特殊的使命吧？"安千儿对于未知知识的穷追猛打劲头又上来了。

"呵呵，是的。说到我的特殊使命，就跟你们刚才的昏睡有联系了。因为我们松果体会分泌一种叫做褪黑激素的物质，它能指挥人体中的甲状腺素、肾上腺素的分泌。而甲状腺素、肾上腺素等可是人体内的活跃分子，就像运动场上的发令员，它们可以唤醒细胞们开始工作。我们褪黑激素的分泌会受到外界天气因素的影响，如果天气阴阴沉沉的话，我们松果体反而会更加努力地工作，让甲状腺素、肾上腺素这两位的工作积极性降低，发令员的缺岗，会让整个身体的细胞液跟着'偷懒'起来，所以，整个人就会看起来昏昏沉沉、没精打采了。"松果体的解释让三个小伙伴明白，刚才那场迷迷糊糊的大梦竟然是他的神奇作用。

"除了控制睡眠外，褪黑激素还能影响很多人类的神经活动，比如人们的情绪、智力，等等。可以说，松果体就像一座沟通神经信号和激素信号之间的桥梁，或者说是一个转换器，能协调两个系统之间的活动。"松果体滔滔不绝地讲着，三个小伙伴听得有点入迷了。

"不仅如此，人们总是习惯日落而息、日

出而作的生活规律，这其实就是我们松果体充当了人体'时钟'的角色。因为，松果体含有一些感光细胞，能够根据外界的光亮程度来决定褪黑激素的分泌量。人体在夜间睡眠的时候，松果体会大量分泌褪黑激素，在夜里的11点到凌晨2点达到分泌的最高峰，这个时候人体接到指令就会进入沉沉的梦乡。经过一场美梦之后，清晨太阳露头的时候，分泌量就会急剧下降，沉睡的身体会被清晨的阳光唤醒，人们就会以饱满的精神迎接全新的一天！所以，科学家们送给我们'第三只眼'的美称。"说到这里，松果体得意地笑了起来。

而他不经意间的这句话刚一出口，"啊，第三只眼！"三个人就像触电一样，不约而同地尖叫着跳起来。

"原来，你就是神秘来信上提到的'隐身的第三只眼'啊！"麦麦罗兴奋地手舞足蹈起来。

松果体笑着对三个人说："原谅我此前给

你们开的一个小小的玩笑，让你们昏睡了一场。不过,通过这一场大梦,想必你们对松果体的功能会有更深刻的体会吧。"

"原来如此啊,怪不得我们在天气阴沉的环境下会那么困倦,而在晴空万里的时候,又

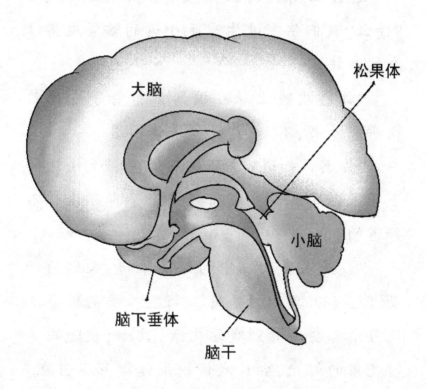

是精神抖擞，原来控制这些感受的神秘眼睛，就是豌豆弟弟你啊。"安千儿抑制不住自己的兴奋，差点踩到这个小小的豌豆精灵。

"虽然我们现在成了朋友，但其实之前，你们都曾经无情地伤害过我！"豌豆精灵说起这个，大眼睛里竟然噙着泪水。

这让正高兴的三个人有点不知所措了。"什么？我们伤害过你？"毛小逗的脑袋甩得像个拨浪鼓。

"你喜欢晚上躲在被窝里打着手电筒熬夜看课外书，不是吗？"松果体问道。

"你怎么知道？这可是个秘密！"毛小逗一下子呆住了，这个秘密可是除了自己谁都不知道的。

"我是人类大脑中的松果体啊，人们的活动可逃不出我们的眼睛。不过，人类的很多不良习惯都会影响到我的生活。比如，夜晚睡觉时亮着的灯光，会让我们松果体浑身不自在，很难分泌出足够多的褪黑激素，这样会直接影响到人们的睡眠质量，改变人体对黑夜白天的自然反应,打乱了人们的生物钟,扰乱了体内的化学物质等的平衡,长此以往,会影响青少年的生长发育,使免疫力下降;对于成年人来说,则会加速身体的衰老。"说到这里,松果体长叹了一口气,有些无奈。

"对不起了,豌豆弟弟,没想到我们都曾经伤害过你。"安千儿看到新朋友如此伤心,自己也有点鼻子泛酸,"我们以后都会早点休息,养成按时作息的好习惯。关上夜灯,给你创造一个黑暗的环境,好好工作！"这一番保证,让本来有点伤心的豌豆精灵又破涕为笑。

正在几个人谈笑风生、其乐融融的时候,天色突然暗淡下来,本来还笑容盈面的豌豆弟弟脸上立刻晴转多云,一丝惊愕掠过:"小家伙们,我必须要走了,剩下的路程,祝你们好运！"松果体匆匆告别一句,转身快速消失在日渐浓重的暮色中。

几个小伙伴还没来得及跟松果体道别,

就已经被一片漆黑笼罩起来……

第5章

神秘的小帽子——肾上腺

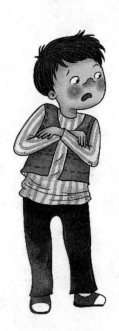

神秘的小帽子——肾上腺

① 下一关线索

　　伸手不见五指的漆黑中，三个小伙伴惊慌地互相喊着对方的名字，好在还有应答。循着声音，三个小伙伴手挽手，互相搀扶着深一脚浅一脚地走着。

　　突然，一片漆黑中划过一道亮光，这让三个小伙伴顿时一惊。"什么……什么……东西？"安千儿已经惊恐地说不出话来。

麦麦罗和毛小逗壮着胆子凑上前一看，原来是一行刻在墙壁上的字在熠熠生辉，上面写道：

祝贺你们过关成功，下一关线索：神秘的小帽子。祝你们好运！

"啊，让我们找帽子？"麦麦罗觉得不可思议。"早知道这样，当初来参加这个探险就应该带上帽子来。真是的。"

"就是啊，这去哪儿找帽子啊？"安千儿也有点着急。这里怎么可能有帽子呢？

"咦，对了。"毛小逗想起上次蝴蝶的提示，"可能是让我们找像帽子的东西呢。"

帽子？麦麦罗看着有点陌生的环境懵了，这上哪儿去找帽子，像帽子的？不过很快他就忘记了要找像帽子的东西这件事情，因为他看到安千儿正趴在前面的大墙壁上，似乎是听到了什么。

　　"安千儿在干什么呢？"麦麦罗示意毛小逗朝安千儿所在的方向看过去。

　　"嘘。"在毛小逗也好奇地走过去时，安千儿突然扭过脸，把食指放在嘴唇边示意他俩

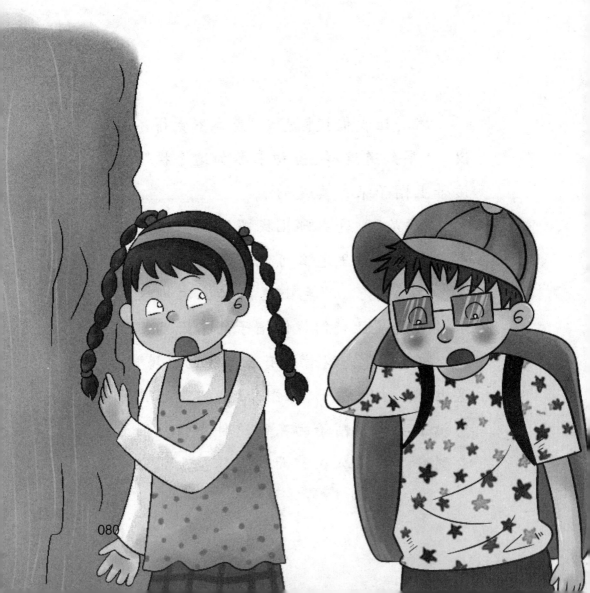

不要说话。

毛小逗和麦麦罗也学着安千儿的样子趴在墙壁上听了好长时间，可是除了咚咚的声音再也没有别的声音了，也不知道安千儿到底在干什么。

"你听。"安千儿似乎听到了什么有趣的事情，她的脸上写满了开心。

"什么？"麦麦罗又趴在墙壁上听了一会儿，还是什么声音都没有。

"有鼓点声哦，咚咚咚。"安千儿微微一笑，然后若有所思地说，"这附近有人在开狂欢舞会。"

什么？狂欢舞会？麦麦罗觉得很不可思议，这儿怎么会有狂欢舞会？他有些不相信地看向毛小逗，回答他的却是毛小逗一脸若有所思的表情。

"既然来了，何必还在那儿偷听呢。"很快安千儿的话就被证实了，这儿果然藏匿着一个小舞台，有好听的声音远远地传来，小伙伴们先是很吃惊，随后一想也就明白了：自己在这儿偷听了这么久，被主人发现也很正常吧。

"我们不是故意偷听的。"听到主人都那样说了，再躲着也没什么意思了，小伙伴们循着声音走了过去。

"怎么样？"走得近了才听出来其实这个主人的声音有点温柔，"好玩儿吗？"

三个小伙伴显然对这个主人的问题有点摸不着头脑：什么叫好玩儿吗？什么东西好玩儿吗？他到底是在说他们的舞会鼓点声好玩儿呢，还是偷听好玩儿？

"既然都偷听了，还不敢承认？"主人的声音有着明显不悦，在夹杂着不悦的声音里连刚才的一丝丝温柔的气息都没有了。

"我，我们不是故意偷听的。"听到自己被误以为是偷听者，小伙伴们赶紧解释。真的只是路过，而且你们的狂欢也太盛大了吧，那么远都听到了。当然，最后一句话小伙伴们只敢在心里说，没人敢说出来。

"那你们的意思是怪我了吗？"如果刚刚只是不悦的话，那么此刻这个主人可以用冷笑来形容了。

安千儿刚要开口解释，麦麦罗拽了拽她的衣角，她转身有些不解地看着麦麦罗。不只是她有点迷惑，连毛小逗也不大明白麦麦罗的意思。

"他要是故意刁难的话，我们再解释也没用的。"麦麦罗尽量压低声音，使两个小伙伴能明白自己的意思。

"刁难？哈哈。"这儿的主人听到了麦麦罗的话，忍不住大笑起来，"想我肾上腺一世英明怎能被毁于此，我还不至于和你们这群娃娃过不去。"

听他这样说，麦麦罗也忍不住笑了，其实麦麦罗刚才是故意那么说的，他当然知道不管自己怎么压低声音，这儿的主人都可以听到。瞧瞧，果然有用。

"久仰大名。"麦麦罗故意学着武侠电视

剧里的大侠那样抱拳道。

"哦,原来你听说过我。"看到麦麦罗那个样子,肾上腺不免有些得意。

"抱歉啊,没有。"麦麦罗微微一撇嘴,心里暗想:先灭灭你的威风再说。

"你……哼!"肾上腺知道被这个小鬼头耍了,但是想到如果因此震怒,传出去可不成了笑话了嘛,想自己堂堂大英雄,怎么能因为一个小鬼头而大动肝火呢。想到此,他微微一笑:"哦,好聪明的小鬼。敢问各位到此有何贵干哦?"

虽然好奇他怎么变了态度,可是小伙伴们想到为今之计也只能向他打探了。

"那个,请问,你在这里见过帽子形状的东西没有?"毛小逗大着胆子问道。

"帽子啊?"肾上腺一时可真想不起来,不过他很想捉弄一下小家伙们,"当然,见过了。"

听他说见过帽子形状的东西,小伙伴们

忍不住欢呼雀跃。终于找到了，终于离解开谜题又近了一步。

"那个东西到底是什么呢？"安千儿眨巴着大眼睛问。

"这个啊……"肾上腺故作神秘地一笑，然后把食指放到嘴边"嘘"了一声，然后再不说话。

"这个到底是什么意思呢？"安千儿有点不解地问身边的两个小伙伴。

麦麦罗摇摇头表示真的不知道，毛小逗也是一筹莫展。

"这个啊。"在看到小家伙们期待的眼神后，肾上腺竟然忍不住笑了，"这个就是不告诉你们的意思。"

"喂。"

"啊咧咧……"

除了说肾上腺无耻还能说什么呢，竟然这样捉弄三个小家伙，可是现场除了问他，小家伙们也没有别的办法了。

"哼,别问了,我看他也不知道。"麦麦罗决定试试看激将法对这个号称大英雄的肾上腺有没有作用。

"就是,哪有知道还说不出来的呢。"毛小逗不愧是麦麦罗的搭档,只是一瞬间他就明白了麦麦罗这是要用激将法,赶紧随声附和着。

"喂,谁说我不知道。我,我当然知道。"肾上腺一时急于辩白,又不知道去哪儿找到帽子形状的东西。咦,对了,自己不就是戴在肾脏上的小帽子嘛。"远在天边近在眼前。"他只是想随口说一下,让小家伙们相信自己是英明神武、无所不知的,却不曾想竟然稀里糊涂地蒙对了。

"你?"

"哇!"

"好酷!"

三个小伙伴很是激动,竟然就这样找到了。

②肾上腺的功能

"喂,喂,你们找我干嘛呢?"肾上腺其实也很好奇, 这三个小家伙找帽子形状的东西究竟是为了什么。

"我们啊……"毛小逗把之前神秘的邀请信拿了出来, 并且把之前遇到的情况一五一十地给肾上腺描述了一番。

肾上腺一听, 顿时明白了:"哦, 原来是老大把你们一路引到这儿来的啊, 我说呢, 怎么有莫名其妙的人闯进我的地盘。"

"那你能告诉我们, 你们老大到底是谁吗?"小伙伴们可是一路好奇啊, 终于找到个可能会松口的人。

"我们老大啊, 不就是……"肾上腺刚要说出来, 只听"丁东"一声响, 原来是有快递信件到了。肾上腺本来不想理会, 可是在信件上写着"紧急"两个大字, 于是他就拆开了。

"是谁啊,快点说啊。"麦麦罗有点忍不住了。

"这个……"肾上腺感到为难了,这个要怎么说呢,原来他刚才收到的信件就是老大的,而且老大还给他布置了秘密任务呢。

"怎么了?"毛小逗大概猜到了,"你们老大不让说吗?"

"这样吧,我还是给你们讲讲关于我的神秘事情吧。其实你们不晓得,虽然我好久不在江湖了,可是江湖上依旧流传着我的传闻哦。"肾上腺觉得怎么也不能让小家伙们这样失望啊,不如就给他们讲点别的抚慰一下他们幼小的心灵。

"咦,你的传闻?"麦麦罗不相信还有什么传闻。

"当然是啊。"肾上腺咳嗽了一下,准备要长篇大论了,"你如果拜见过肾脏先生的话,一定对这位风度翩翩的绅士印象深刻,特别是肾脏先生头上戴着两顶漂亮的礼帽,你们一定还记得吧。其实你们有所不知，我就是那顶神气的礼帽！我可不是一般的帽子，我由中央髓质和外周皮质两部分构成。髓质会分泌肾上腺素，皮质主要分泌盐皮质激素和糖皮质激素。"

"嘿，礼帽先生，你有什么特别的本领吗？不会只是一个漂亮的装饰吧。"麦麦罗有点调侃地说。

"慌什么，且听我慢慢分解，我的本领肯定会让你大吃一惊的！"肾上腺笑着说，"我先给你们提个问题，你们知道为什么会有'狗急跳墙'这个俗语？"

肾上腺看着莫衷一是的几个人，笑着说："大家还是听我讲解吧。你们一定听说过，一个手无缚鸡之力的人在极端危急的情况下竟然能抬起一辆重达一吨多的汽车，而恢复到正常的状态下，他却再也抬不动这么重的东西了。在大地震来临时，一个柔弱的母亲竟然能双手撑住一面即将倒塌的墙，只是为了保

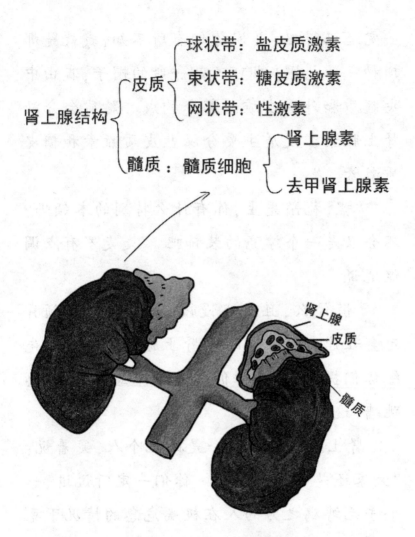

肾上腺结构
皮质
- 球状带：盐皮质激素
- 束状带：糖皮质激素
- 网状带：性激素

髓质：髓质细胞
- 肾上腺素
- 去甲肾上腺素

肾上腺
皮质
髓质

护墙角下自己的孩子……这些超乎人类身体极限的奇迹，其实都是因为我们分泌的肾上腺素的功劳。"

　　肾上腺的这一番话让几个小伙伴惊得目

瞪口呆，他们都张大嘴巴、竖起耳朵捕捉着肾上腺所说的每一句话，生怕漏掉关键的词句。

"人在遇到愤怒、恐惧等情况时，肾上腺会大量分泌肾上腺素，而这种激素会在短时间内迅速调动起人体的潜能，让人能够爆发出超能量来应对危险状况。有了我们的帮助，人人都有可能成为超人。"肾上腺笑着说。

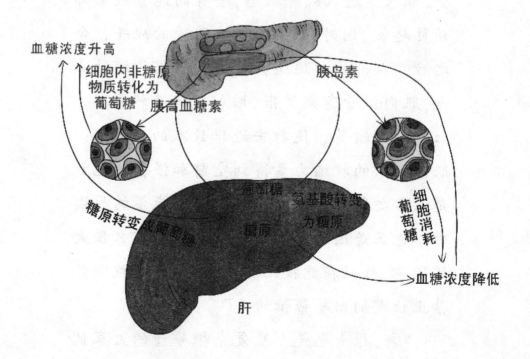

血糖浓度升高

细胞内非糖原物质转化为葡萄糖

胰高血糖素

胰岛素

糖原转变成葡萄糖

葡萄糖

糖原

氨基酸转变为糖原

细胞消耗葡萄糖

血糖浓度降低

肝

"那肾上腺素莫非有什么魔法吗？"安千儿睁大了眼睛问道。

肾上腺微笑着继续解释道："其实，我们肾上腺素并非神话传说中的灵丹妙药那样神奇。肾上腺素在人体遇到危险的时候，会承担起战斗总动员的任务，它会使原来储藏在肝脏中的战备物资——肝糖原转变成为人体血液中的能量源——葡萄糖，增加血液中的糖分，让人体进入战斗状态，全身的能量被全部动员起来。同时，听到了肾上腺素的战斗指令之后，人们的心跳还会加快，肠胃的运动减慢，肌肉血管急剧扩张，增加了战斗物资——血液的运输量，使打击进犯敌人的武器——肌肉组织的收缩力量得到空前加强，这也就是人体之所以能爆发出超乎寻常能量的原因啦！也正是因为肾上腺皮质激素有这么强大的能量，所以在竞技比赛中，运动员是被明令禁止让我们出手帮忙的。"

"啊，原来也是个很复杂很难懂的大家伙

哦。"安千儿的自言自语让肾上腺忍不住笑了。

"是啊,是个很复杂而且超级难懂的大家伙。"说这句话时,肾上腺的语气里是满满的笑意。

"哇。"麦麦罗像是才反应过来一样拍了拍毛小逗的肩膀,"'真人不露相'说的就是这个意思了吧? 哈哈……"

毛小逗一脸郑重地点点头。

"喂,喂,别忙着崇拜我,还有呢。如果单单是这些都让你们崇拜了,那我说完了,你们还不把我当成你们永远的偶像啊,这样,人家会害羞的。"肾上腺边说边做了个害羞脸红的样子。

毛小逗和麦麦罗面面相觑:用不着这么做作吧,真是的。

"好了,好了,我还是继续给你们讲吧。"果然,肾上腺再次开始了他的长篇大论。"我的皮质部分会分泌盐皮质激素和糖皮质激素,这两种也都是对人体极其重要的激素。他们就像国王的钦差大臣一样,身上带着'圣旨',负责传递一些重要的秘密信息,而人体很多器官的组织细胞中都有专门迎接'钦差大臣'的传令兵——受体。他们负责站在细胞门前,等候激素传达的命令。例如,携带'圣旨'的激素指令到达肝细胞时,这个指令会被受体快速传递到细胞内,而得到最高指示的肝细胞就会遵命而行,加强对脂肪酸、氨基酸

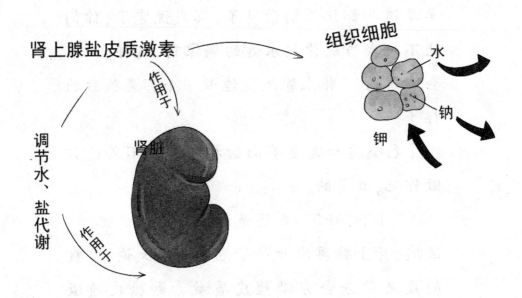

肾上腺盐皮质激素　组织细胞

作用于

调节水、盐代谢

肾脏

作用于

水

钠

钾

和糖的摄取，并且加快糖原的合成。而'钦差大臣'到达肌肉和脂肪组织的时候，就会增强细胞的分解代谢。"

"我还有许多对人体有益的功能，包括维持体内正常的生理运作，调节血糖、蛋白质、脂肪、电解质的代谢；治疗不少疾病，包括抗风湿、抗过敏、治哮喘等。"肾上腺停顿了一下，换了种语气接着说道，"不过，如果我们肾上腺出现毛病，那后果也是非常严重的，弄不好会伤人或要了人命的。比如，我的皮质工厂发生故障的话，分泌的皮质激素就会超出人体的正常供应量。这时候，人就会出现体毛增粗、痤疮丛生、头重脚轻等症状，甚至会导致人的情绪失控、歇斯底里等。如果长期使用皮质激素类的药物，还会导致肥胖、糖尿病、胃出血、骨质疏松、免疫抑制、感染，甚至会发生猝死，危及人的生命。"

"喂，喂，喂，我说完了，你们好歹给点掌声吧。"肾上腺看着只顾着听没有一点表示的小家伙们不禁感觉委屈了。讨厌，太讨厌了，打击，太打击了。怎么可以这样对人家呢，好歹人家也是这么风流倜傥无所不知、无所不能的肾上腺啊，鲜花没有可以，掌声不能没有啊。

"好，好！"

"啪啪。"

"我太崇拜你了！"

为了感谢肾上腺这费心费力的演讲，小伙伴们决定给他点掌声，让他开心点。

"好了，好了。看在你们这么可爱的份儿上呢，我就告诉你们……"肾上腺故意卖了个关子，在看到小家伙们的胃口完全被自己吊起来后，才开口，"你们啊，顺着那条路一直走，找到一个神秘的小工厂，那里面有个老巫婆。哈哈，她会告诉你们接下来的路该怎么走哦。"

第6章

· ·

神秘的小工厂——胰岛

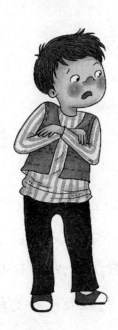

神秘的小工厂——胰岛

①误入小工厂

"喂,什么老巫婆啊?"面对突然消失了的肾上腺,麦麦罗忍不住喊道。

当然,麦麦罗没有得到任何有用的回音,肾上腺只留下一句"天机不可泄露"给他们。看着小家伙们愁眉不展的样子,他忍不住笑了。他边笑边给自己的老朋友发短信:亲爱的老朋友，对于把你叫做"老巫婆"这件事情说出去我深感抱歉。

"咦，你说老巫婆会不会很凶啊？"安千儿在听到"老巫婆"这三个字的时候首先想到的就是童话故事里会魔法的长相丑陋的老婆婆。

"当然了，不凶怎么可能是老巫婆。"麦麦罗说这句话时突然觉得和安千儿说话简直是在拉低自己的智商，不凶的那是神仙姐姐，才不是什么老巫婆呢。

"咦，那样的话……"安千儿刚准备再问一下老巫婆会不会魔法，但是在看到麦麦罗鄙夷的眼神时把后半句话咽进了肚子里。

"你们不觉得有些奇怪吗？"毛小逗看着周围的环境有点不可思议地说道。怎么回事，怎么可能，难不成这是大迷宫走错了……

"怎么了，怎么了？"毛小逗的话很快引起两个人的兴趣，他们都以为毛小逗发现了什么重要的线索。

"到底怎么了啊？"在得不到毛小逗任何回答后，麦麦罗忍不住再一次询问。

"你们真的不觉得奇怪吗？这儿，似曾相识。"毛小逗仔细看着附近的景物，真的是似曾相识。

"得了吧，你别装神弄鬼了，我还以为有什么奇怪的。"麦麦罗看了看周围并没有什么不妥，再加上毛小逗口中那句"似曾相识"让他觉得自己被那家伙耍了。

"就是嘛，哪有什么……"安千儿看着越来越熟悉的景物也有点迷茫了。这是出现幻觉了吗？怎么觉得这些景物在哪儿看过，准确地说这条路自己曾经走过。

"怎么了？"麦麦罗也察觉到了安千儿的反常，用胳膊碰了碰她，不解地问。

"这个地方我，我们来过。"毛小逗再三查看了周围的环境之后开口。

"哟，小家伙们，又见面了，上次你们来的时候我因为忙没有出来招待，真的对不起啊。"果然这个地方小伙伴们是来过的，只是这个声音有点陌生。

小伙伴们回忆着走过来的一条条路，遇见的一个个人，确定自己从来没见过这个人，当然也没听过这个声音。

"哎，这都忘记了。"似乎知道小家伙们没有想起自己来，隐在暗中的人深深地叹了一口气，"你们不记得我很正常，可是如果你们不记得这些忙碌的小家伙们，他们可是要生气的哦。"

随着"咔嚓"一声，小伙伴们才发现原来自己旁边是有个小门的，声音就是从这里面发出来的。

小伙伴们东瞅瞅西看看，没有人敢进去。虽然这个地方有点熟悉，可是到目前为止，他们还没想起来这里到底是哪儿。如果这是什么凶神恶煞的人的地盘，那岂不是糟糕了。

"不敢进来？"似乎看出了他们的迟疑，门里面的声音竟然有了笑意，"哦，看来你们对我们老大的身份不感兴趣了，那就送客了。"

"什么，老大？"

"别，别，别啊。"毛小逗和麦麦罗对望一眼，同时喊出了声。毛小逗是因为话语里的"老大"那两个字，麦麦罗则是觉得莫名其妙地被赶出去多丢人啊。

"哦，那看你们可有胆量进来？"声音里有一丝不屑。这可不是她的错，要知道她最喜欢的就是勇敢的孩子。

"走就走，怕什么。"麦麦罗是最受不了别人这样说他的，要知道他的偶像可都是武侠电视里那些以一敌百的大英雄们，"要向偶像看齐"可是麦麦罗一直以来的口号，怎么能在这种场合退缩呢。他听到里面的人那样说，自然是有点生气了。

麦麦罗挺了挺小胸脯往前走去，走了两步他回头看着依旧站在原地的毛小逗："喂，搭档，跟上啊。"

毛小逗的心思完全不在麦麦罗身上，他

越来越觉得这个地方好熟悉。

"你不是不怕吗？"安千儿看着停下来的麦麦罗做了个鬼脸。

"当然，我才不怕呢。"麦麦罗这样说着还是走回去拽了毛小逗一起前往，又想到了什么似的转身对着安千儿，"小姑娘家家的就在这儿等着吧，哈哈。"

"哼。"安千儿哼了一声屁颠屁颠地跟了上去。

②胰岛生产车间

"啊，是他们，是他们。"安千儿在看到那些忙碌的小工人时突然间想起来了，这不就是以前那些不爱搭理人的小工人们嘛。果然，这里自己和小伙伴是来过的。

"嗨，又见面了。"三个小伙伴认出了是以前见过的小个子工人们很是开心，都热情地和他们打招呼，没想到，得到的回应却是他们

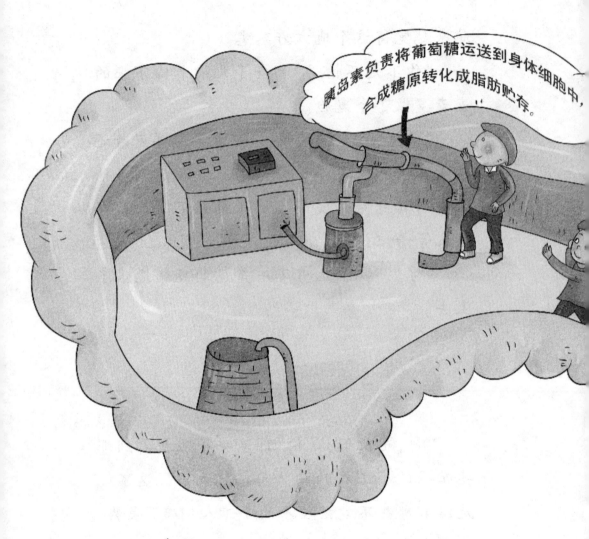

忙碌的身影。

　　"他们都很忙，一般不和外来人说话。"就在小家伙们颇感意外的时候，那个声音再次响起。经她这么一提醒，小伙伴们也突然想到

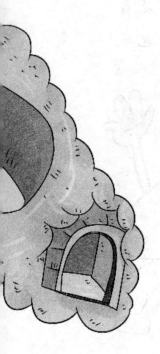

了之前的见面也是这样，那些小家伙们不爱搭理人。

"他们好辛苦。"安千儿感慨了一下突然想到了以前自己在这里见过的东西，"所以这里是生产胰岛素的地方？"

毛小逗和麦麦罗也想起来了，他们看着熟悉的景致默默地点了点头。

"小姑娘可真聪明。"一直隐在身后的声音顿了顿又开口，"既然你们想起来了，那么我就不故弄玄虚，直接说了吧。我其实就是胰岛。哦，对了，你们在来这儿之前肯定遇到了我的老朋友，他还告诉你们这个小工厂里有个老巫婆，我就是那个老巫婆。哈哈。"

在听到"老巫婆"三个字时小家伙们面面相觑，她是怎么知道的。

"嗯，他说得对，我是老了点，但

绝对不是巫婆哦。"胰岛一改之前的样子竟然笑嘻嘻地和小伙伴们开起了玩笑。"对了，我记得我们上次来的时候说起过胰岛素哎。"毛小逗从进来到现在终于开口，一开口就是自己好奇的事情，"上次虽然没有见到你，也多

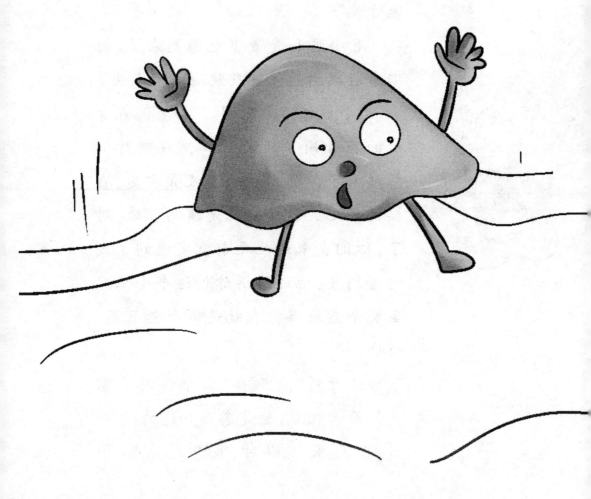

多少少有点明白，你可否详细地为我们解说一下呢？"

"当然了。"胰岛微微一笑，"我呢，就是胰岛。我是散落在胰腺腺泡之间的一组组的细胞团。如果在显微镜下观察，这些细胞团就像

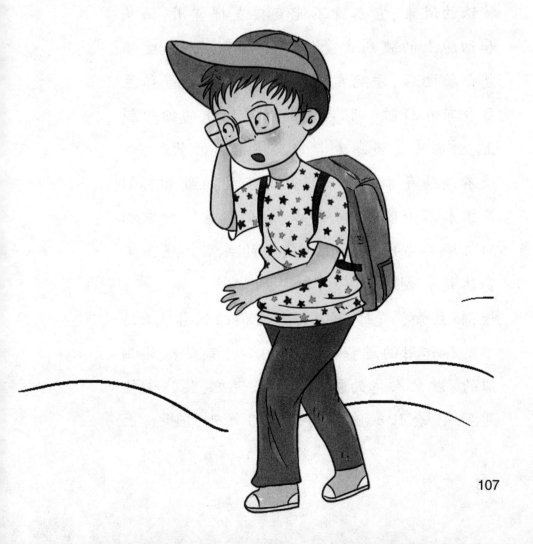

是星罗棋布在茫茫海面上的小岛，因此，我们也就得名胰岛啦。我们胰岛会分泌一种非常重要的内分泌激素——胰岛素。"

"哦，对了，这儿有必要给你们说一下关于胰岛素的作用。胰岛素的作用嘛，你们之前应该多多少少都有些了解了。胰岛素是一种特殊的激素，它本身不能直接发挥作用，必须和细胞上的胰岛素受体联起手来，形成受体复合物之后，才能发挥作用。胰岛素的受体主要分布在肝脏、肌肉、脂肪等组织的细胞膜上，它们可是胰岛素非常忠实亲密的伙伴，如果不是胰岛素的到来，别的类型的激素它们是根本不予理睬的。所以，我们形象地把它们的亲密关系比喻成锁和钥匙的关系。胰岛素受体是一副负责守门把关的'铁将军'——锁，胰岛素就是唯一能打开它们的钥匙。胰岛素发挥作用的过程其实跟钥匙开锁是极其相似的。就拿人体的糖类代谢来说吧，胰岛素钥匙到来，会让细胞紧闭的大门打开，随之，血液中的葡糖糖迅速地进入到细胞内的加工厂，进行氧化利用，最后提供了人体正常运行所需要的能量。胰岛素不光能调解糖类的代谢，还是体内的脂肪、蛋白质等重要营养物质代谢的主要参与者。这就是胰岛素的具体作用了。嗯，当然这些东西你们以前经过的时候多多少少是了解了一点的，虽然没有像现在这么详细。我说这么多就是想弥补一下上次没有出来见你们的遗憾。"胰岛当然知道自己说了这么多，小家伙们需要时间消化。她非常有耐心地等着小家伙们的反应。

"哦，原来是这样啊。"麦麦罗若有所思地看了看毛小逗，"这些你懂了没？"

"当然懂了。"毛小逗转身看了看眉头紧锁的安千儿，"你呢？"

"懂了，懂了。"安千儿是个聪明的小姑娘，她当然知道毛小逗这样问的原因，赶紧解释，"我只是在思考一个问题，我们走的路线既然是老大一开始就指定好的，那么，胰岛他们不都是应该事先知道的嘛。"

"这个啊。"胰岛听到小姑娘说出老大的事情赶紧张嘴解释，"这个，我之前可是真不知道，是我一个老朋友告诉我的。哦，就在你们刚到这儿的时候，我也收到了老大的来信。"

"信？信里说了什么呢？之前提到的巫婆又是怎么回事呢？"虽然知道这样直白地问人家信里的内容是不礼貌的，但在好奇心的驱使下安千儿还是问了出来。

"这个，这个啊。哎，对了，我刚才给你们说的那些好像不完全。你所说的会兴风作浪的巫婆嘛，这个也需要慢慢解释了。"胰岛显然是故意转移话题的，她直接无视了小伙伴们无语的样子，开始滔滔不绝，"其实，在正常的人体代谢中，胰岛素的产量跟血糖的浓度密切相关。血糖越高，胰岛素分泌越多。一般在人体进餐后，食物中的糖分经过胃肠道的消化，吸收进入血液中。这时候血糖水平升

110

高,胰岛素分泌也会迅速增加,餐后1小时血糖和胰岛素的分泌量都会达到高峰。不过,有些人的胰岛素分泌会因为遗传、病变等各种原因,出现故障,不能在需要他们的时候及时出现,或者细胞大门的锁——受体跟钥

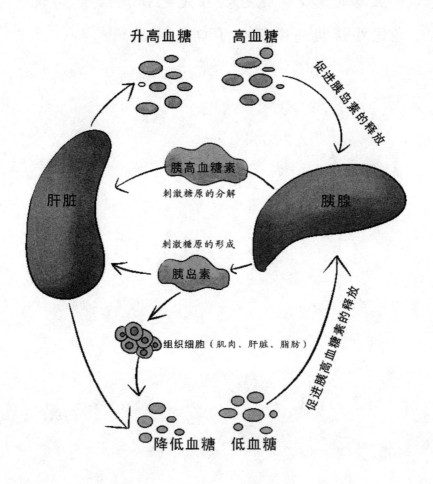

匙——胰岛素的配合出现问题，这就导致了人血液中的糖分过多，代谢紊乱，引发了一系列的病症，也就是人们经常说的糖尿病了。糖尿病对于人体的破坏力巨大，而且目前也没有特别好的治疗方法，所以，我们胰岛才背负了巫婆的恶名。这也实在是冤枉我们了。"说完这些话胰岛微微叹了口气。

第7章

· ·

"免疫大王" ——胸腺

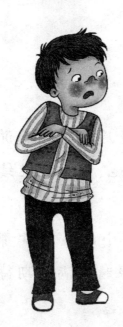

"免疫大王"——胸腺

① 寻找线索

　　"咦。"安千儿"咦"了一声后就再也没说话了，麦麦罗有点好奇地碰碰她，示意她继续说下去。

　　"我只是觉得原来一个小小的胰岛素都有这么多知识。"安千儿看着眼睛里满是期待的麦麦罗轻轻地吐出一句话。

"哎，我还以为你又发现什么了呢。"麦麦罗不屑地转身看向毛小逗，"现在，我们要不要继续上路呢？"

毛小逗没有马上点头，而是朝着一直隐在暗处的胰岛问道："你们老大没有要对我们说的话吗？"

"嗯，有，有。你瞧瞧，我这记性，差点忘记了。"胰岛一边这样说着一边翻出信一字一句地念了出来，"小家伙们，下一个提示是卖火柴的小女孩。"

"再会……"说完这两个字后，胰岛迅速地藏了起来，再也不说话了。

"喂，你说清楚啊。"

"啊，有没有人。"

"这……"不管小伙伴们怎么说都没有任何回音，他们不知道其实胰岛就偷偷藏在离他们不远的地方偷笑呢。

胰岛看着呼喊自己无果离开的小家伙们的背影，终于松了一口气：不是不想理他们，而是因为太喜欢他们了，怕如果自己不及时躲起来，再和他们东说西说地透漏了老大的消息，那可是要被惩罚的哦。

"卖火柴的小女孩啊。"麦麦罗想了好久都想不出来这到底是个什么提示消息，这个也太为难人了吧。

"其实啊。"安千儿却蹦蹦跳跳地看上去开心极了，"我想我知道线索了。"

"啊，不会吧？"麦麦罗实在不敢相信，忍不住回头望着毛小逗，"搭档，你信不？"

毛小逗看着安千儿欢喜的样子，默默地点了点头。

"哎，对了，什么线索？"毛小逗自己想了大半天，甚至把《卖火柴的小女孩》那个故事又仔仔细细想了好几遍都没想明白，现在听到安千儿说知道线索了，当然要迫不及待地问她了。

"这个很简单嘛。"安千儿摊着手，"你们想啊，每次我们的提示都是表面的东西，比如蝴蝶，比如帽子，要么是形状相似，要么是因为它的特点。比如之前遇到的甲状腺，肾上腺，以及垂体。那么这次我们就揪着表面好了嘛。"

"表面？"麦麦罗还是有点懵懵懂懂。

"哦，我想我也明白了。"毛小逗低着头想

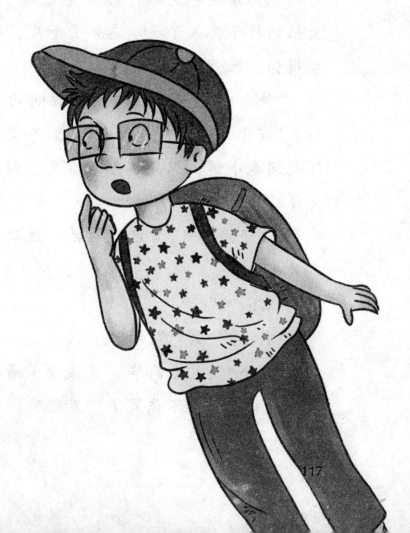

了一下很快明白了安千儿的意思。

"喂，喂，你们两个能不能不卖关子啊，有什么话直接说好不好？"麦麦罗有点着急了。

"很简单嘛，字面上就说出了两个主题嘛，一个是火柴，一个是女孩。"安千儿为自己想到了而开心不已。

"哎，你说会是哪个呢？"麦麦罗一副恍然大悟的样子，末了还不忘夸安千儿，"以前总觉得你很笨，没想到，还可以。"

"什么叫还可以，明明很聪明的，好不好。"安千儿回了麦麦罗一句，然后歪着头想了想问毛小逗，"只是不知道这两个到底哪个才是线索。"

"这还用想嘛，肯定是火柴。"这次开口的却是麦麦罗。

"Why？"

"啊，为什么？"

"这个啊，也很简单。"麦麦罗看着小伙伴们好奇的样子忍不住笑了，"直觉呗。"说完这三个字撒腿就跑，他当然知道依安千儿的性子肯定要追上来对自己大打出手了。

"喂，麦麦罗。"果然，安千儿在听到那三个字后真的想揍麦麦罗一顿，这叫什么回答。

"呜呜呜，都没人陪我玩。"小家伙们正顾着打闹，低低的哭泣声传进了他们的耳朵，在愣了两秒之后，他们迅速条件反射地站到了一起。

"你，你是？"

"呜呜，呜呜，好羡慕你们。"谁知道只听哭声不见人。

"别，别哭呀。"虽然还没见到声音的主人，但是安千儿觉得这个声音的主人肯定是个娇滴滴的小姑娘。为什么说娇滴滴呢，因为她现在的哭声就证明了，至于为什么是小姑娘，同样地，哭的声音也证明了。

"那你们会不会陪我玩呢？"小姑娘终于止住了哭声，怯怯地问道。

"会啊，当然会。"麦麦罗和毛小逗互相看

了一眼后都低下头不说话，让两个小男子汉说这种话是有点难，好在安千儿小朋友已经抢先回答了。

"你们真好。好羡慕你们哇，可以有好朋友。"小姑娘说着说着声音又开始发颤，看来是又要哭了。

"别哭，别哭，我们也可以成为好朋友的嘛。"麦麦罗也赶紧插嘴道。

毛小逗点点头，后来他想到自己点头或许小姑娘看不见呢，赶紧也张嘴说："是的，我们都可以成为好朋友的。"

"既然是朋友了，那我就做个自我介绍吧，我是胸腺，你们可以叫我小小，因为我是家族里最小的。我还有个姐姐，哦，对了，我姐姐叫大大。我姐姐好忙哦，都没时间陪我玩。"小姑娘终于找到了可以陪自己说话的人，一开口就再也停不下去了，"哎，对了，等一下可以介绍姐姐给你们认识，姐姐是很好的人，就是没时间陪我玩。"

"是这样啊。哎，对了，小小，你知不知道这附近有和火柴有关的东西啊。"毛小逗哪有心思听小小讲什么关于和姐姐的事情啊，他所有的心思都在那个提示上。

"火柴？"小小听了毛小逗的话陷入沉思，想了好久，她抬起头可怜兮兮地看着小家伙们摇了摇头，"这个真不知道啊。"

"这样啊。"虽然毛小逗没说什么，可是脸上却是掩饰不了的落寞。作为好搭档麦麦罗当然很是明白毛小逗在想什么，他拍了拍毛小逗的肩膀并不言语。

"要不，要不，我找我姐姐来，她可能知道。但是她现在好忙，估计你们要等一会儿了。"小小明显感觉到了小家伙们情绪的变化，她想起来自己那个无所不知无所不能的号称"百科全书"的姐姐，赶紧说道。

"好啊，好啊，谢谢小小了。"虽然说暂时没有找到线索，但也不是毫无希望，小伙伴们又喜笑颜开。

②胸腺——训练人体的卫士

　　"哎,对了,小小,既然要等你姐姐,不如你就给我们具体介绍介绍自己吧。"等人也很无聊的,而且又不知道小小的姐姐什么时候可以忙完,安千儿就想让小小先具体介绍一下自己。

　　小小欣然同意了:"我嘛,刚才已经告诉你们了,我叫小小,是胸腺。我们家族目前成员就我和姐姐,胸腺分为左右两叶,其实就是我和姐姐两个。别看我们姐妹个子小小的,我们的本领可不小呦。"

　　"我们不但是淋巴器官,另外还肩负着内分泌功能。"小小一脸严肃地解释道,"当人体还是一个在妈妈体内的幼小胚胎的时候,我们胸腺姐妹就已经开始辛勤地工作了,那时候我们姐妹俩主要是负责造血。而到了人类的成年期,我们的任务又转化成为人体防御部队的'总教练'，专门培育、训练 T 淋巴细胞、浆细胞和髓细胞等。"

"啊？你们还能'训练'人体的卫士？"安千儿瞪大了双眼，一脸惊奇。

小小微微一笑，接着解释道："人体血液中的淋巴细胞能够抵御外来的病菌入侵，号称是人体的防御部队。这些战士中绝大多数是由英勇的 T 淋巴细胞卫士组成的。它们源

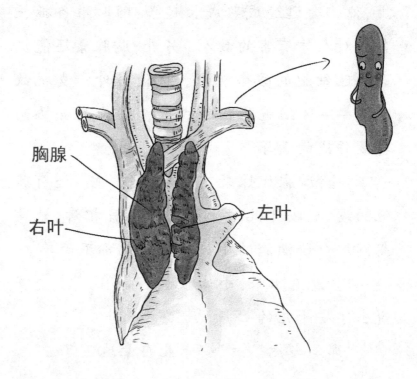

胸腺

右叶

左叶

自于骨髓里的造血干细胞，被血液送到我们胸腺姐妹'总教练'这里培训、操练。我们可以分泌一种叫做胸腺素的物质，有了他的武装，这些之前没有任何战斗经验的细胞就具有了强大的防御能力，成为可以抵抗外来入侵者的真正的 T 淋巴细胞战士！然后，血液就会把这些训练有素的士兵们运送到脾脏、淋巴系统和其他器官，在这些对抗外敌的前沿阵地上，他们会迅速成熟成长起来，随时准备抵抗各种对人体有害的敌人。另外，胸腺素还能提高淋巴细胞的防御能力，促使另外一支抗敌力量——B 细胞队伍的成熟，成为两支协同对敌作战的盟军。"

"哇，胸腺姐妹果然了不得哇。咦，还有其他的没？"安千儿对小小姐妹刮目相看，她没想到这个娇滴滴的小姑娘一点儿都不简单。

"真没看出来，小姑娘也不简单。"麦麦罗说出了安千儿的心声。

"那是当然了。"安千儿自豪地笑了。

　　"这个啊，其实我们不过是人体内的其中一种腺体，部分骨髓细胞在这里成熟。我和姐姐居住在人体内的胸骨上端，左右两肺叶之间，甲状腺的下方。是一个类似火柴盒大小的黄灰色组织……"

　　"啊，火……"安千儿有点儿不敢相信地

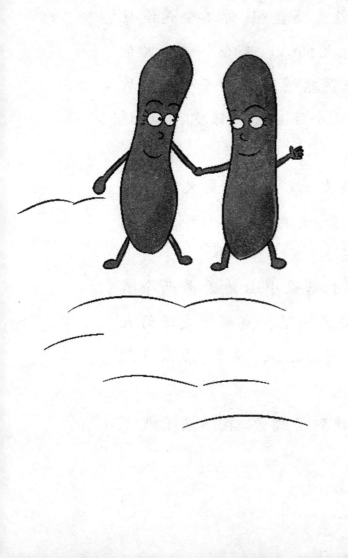

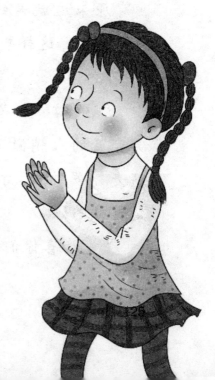

望向身边的两个小伙伴。

毛小逗自然也是听到那句了，倒是麦麦罗并未细想，他看着安千儿那个样子忍不住和她开玩笑："你就像冬天里的一把火……"

"不是，不是。"安千儿急得想掐麦麦罗，她比划着，"小小刚才说火柴盒。"

"她说火柴盒就火柴盒呗，你不会是没见过火柴盒只见过打火机吧。哈哈，火，火柴……"麦麦罗本来笑嘻嘻地在和安千儿开玩笑，他在重复了那几个字后突然惊觉，自己说了什么。

原来这就是线索，线索果然是火柴，哦，还有女孩。这样想着，麦麦罗忍不住咧开嘴笑了。

"这，这……"小姑娘小心地看着两个喜笑颜开的人稍微愣了一下，直到重复了好几遍麦麦罗的话，才明白过来，原来，原来竟然是这样的。

"先恭喜你们找到了线索。我继续了哦。"

高兴是值得高兴，但是小小是个很有责任心的人，她继续了刚才的话题，"随着年龄的增长，我们胸腺姐妹的个头并不随着长高，反而会逐渐缩小，我们会从青少年时候的30多克，退化到成年时候的10克左右，看起来就像一颗不起眼的小蚕豆。正是由于我们的个头那么'渺小'，以前的人们把我们胸腺姐妹看成和阑尾一样，认为我们是可有可无的退化器官，无足轻重。我们姐妹俩的地位也随之一落千丈。可是，我们并没有计较个人名誉的

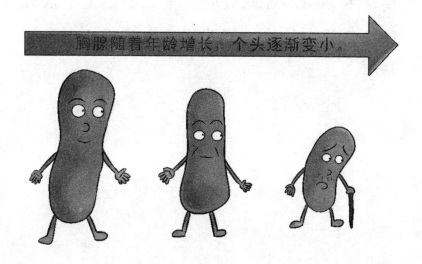

胸腺随着年龄增长，个头逐渐变小。

得失,依然默默地坚守着自己的岗位。随着近
几十年来,人们对免疫系统研究的深入,人们
才又重新认识到了我们胸腺姐妹被埋没多年
的巨大价值,蒙在我们姐妹身上的灰尘被扫
去,科学家们还给我们姐妹俩送了一顶新的
称号——'免疫大王'。"小姑娘费心费力地给
小伙伴们说了好多好多话。

　　当然最重要最令人开心的是小伙伴们找
到了线索,也交到了个好朋友。

　　在小姑娘小小和小伙伴们闹着玩儿的时
候,一封莫名其妙的信再次闯入他们的视线。
要说不害怕那可是假的, 虽然小小是个很好
很可爱的小姑娘, 可是她毕竟要听从老大的
指挥。

第8章

生命的奇迹——性腺

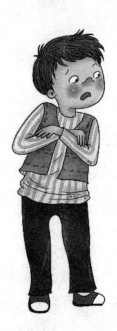

生命的奇迹——性腺

①告别胸腺

　　小姑娘小小在打开信之后，脸色有点不对劲，她看了看手腕上的表，姐姐这个时候恐怕还没忙完，虽然她很喜欢小家伙们，可是看来不得不送他们走了。

　　信里的用意很明确，那就是下一条线索，当然也有点儿催促的意思，老大是迫不及待要见小家伙们了。

"那谢谢小小了，认识你这个朋友很开心。"在了解了信的内容后，小伙伴们一致觉得是该继续前行了。安千儿有点不舍地对小姑娘小小挥了挥手。

"那个，你们……"小姑娘小小是真的舍不得才认识的三个小孩子，忙碌的姐姐一天到晚不和自己玩，刚认识的朋友自然很是珍贵，可是再舍不得还是要说的。犹豫了一下，小姑娘还是说了出来："你们等下会遇到两个脾气不大好的叔叔、阿姨。切记，说话一定要有礼貌，不要轻易招惹他们，否则他们会发火的。"

小姑娘小小不仅给他们指了路，还把小伙伴们即将面临的人的种种怪脾气都说给他们听。即使这样，她还是有点不放心，小伙伴们看出她的担心，都笑嘻嘻地说自己会小心点的。

经过小伙伴再三保证会好好照顾自己

后,小姑娘终于放心让他们继续前行。想起之前遇到的那些总是连告别都要快速消失的人,小伙伴们真的觉得,人跟人怎么就这么不同呢?

"你说,如果我们不小心惹到他们了,怪脾气的人会怎么做?"麦麦罗觉得在遇到脾气怪的叔叔和阿姨之前一定要想个最不好的情况下的应对办法。那句话怎么说来着,哦,防患于未然,就是这个意思。

"谁知道呢。"安千儿对麦麦罗这个问题很无好感,还没见过怎样的怪脾气怎么能知道他们会怎么做啊。

"哎,你们两个听我说啊。"麦麦罗觉得非常有必要给小伙伴们解释一下自己的想法,"你想啊,小姑娘都说了我们即将遇到的人脾气很怪,我们当然要先想好应对的办法啊,不至于到时候惊慌嘛。"

"哦,然后呢?"毛小逗终于有这么一次认真听麦麦罗的意见了,他觉得自己的这个搭档平时嘻嘻哈哈挺没正形的，但是这次说的貌似挺对的。

"然后啊，当然就是我们要了解怪叔叔和怪阿姨的脾性了，不是说要知己知彼嘛。"麦麦罗得意地看着毛小逗，"怎么样，我这个办法不错吧？"

"听起来挺像那么回事的。"毛小逗毫不吝啬地竖起了大拇指给麦麦罗。

"那，我们要怎么了解怪叔叔和怪阿姨的脾性呢。"安千儿本来想说转回去问问小姑娘，突然想起来，告别了小姑娘小小之后，自己和小伙伴已经走了这么久的路，走回去怕是要费事得多。

②双腺飞侠——睾丸和卵巢

"要了解哪个怪叔叔和怪阿姨啊，说来听听。"咦，什么声音。当然了，这并不是简简单单有声音意外地传出来了，而是这句话最初听的时候好像是个男生的声音，可是到了后面似乎有一男一女两个声音。这是怎么回事？

"毛小逗。"麦麦罗有点紧张地拽了拽毛小逗，"这个声音熟悉不？"

毛小逗摇摇头，这个声音刚听的时候没觉得怎么样，可是到后半句听起来真的有毛

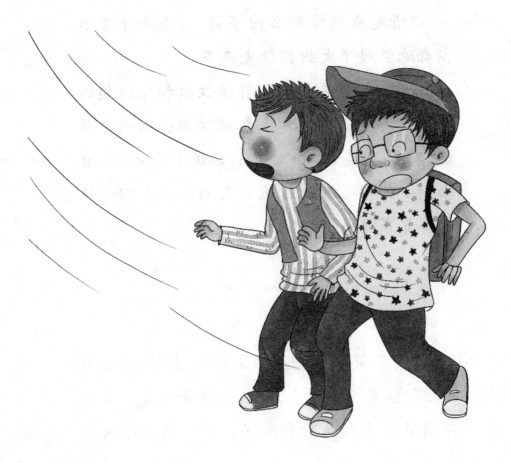

骨悚然的感觉，自己可是从来没听过。

"你，你听过吗？"毛小逗还没说话，安千儿有点害怕地问麦麦罗。

"听过，像黑山老妖。"麦麦罗说。当他说"黑山老妖"四个字的时候，甚至感觉到自己的牙齿在打颤。

毛小逗和安千儿先是一愣，然后一起推了推麦麦罗："那是电影里的，这儿才不会有呢。"

"黑山老妖？这名字不好听，真不好听。比我名字丑，哈哈哈。"这次完全是个男声了，可是在结尾的"哈哈哈"的笑声里竟然有女声。太吓人了！

"你，你们是？"麦麦罗本来准备抱拳问"敢问兄台乃何方神圣"，话到了嗓子眼又咽了下去。

"我们啊。哈哈哈，好聪明的小家伙，知道不是一个人啊。"这次说话的是个女声，"我们当然是双腺飞侠咯。"

135

　　双腺飞侠？麦麦罗仔细搜索了一下，不记得武侠电视剧里有这么个人。虽然想不到，麦麦罗还是抱拳道："久仰，久仰。"

　　"对了，你们刚才说要了解怪叔叔、怪阿姨的脾性，不晓得说的是谁？"男声和女声再次重叠，这两种声音放在一起就营造了一种恐怖片该有的氛围。

　　"我们……"毛小逗刚说了两个字就被麦麦罗打断了。

　　"我们只是说说而已。"麦麦罗赶紧补充道。他示意毛小逗不知道两个人的来路还是不要先说怪叔叔、怪阿姨的事情。

　　"哦，你还不准备告诉我？哈哈哈，那你们休想从这里过去。"你看，这脸变得，刚才虽说不友好但是也不至于这么凶巴巴的吧。

　　"这，你们号称是什么飞侠呢，竟然欺负小孩子。"麦麦罗觉得所谓大侠都是不会欺负小孩子的，便准备用这招混过去。

　　"哈哈哈，欺负的就是你们，你们自己想

吧，要么告诉我们，要么……哈哈哈！"虽然隐在幕后的两个人并没有告诉小家伙不告诉的后果，可是他们还是吓了一大跳：这分明是赤裸裸的威胁。

可也不能总在这儿耗着啊，小伙伴低低私语了一阵子决定就给他们说了，顺便打听一下怪叔叔、怪阿姨的下落，指不定会有意外的收获呢。

"之前我们收到的提示就只要两个字。"毛小逗皱着眉头想小姑娘给他们三个看的信，"哦，对了，你们应该认识，刚才你们不是说是双腺飞侠嘛，那两个人好像是性腺门下。"

"哦，竟然是……哈哈哈，我想我知道你们说的是哪两个怪人了。"小家伙们没注意到，在说到"怪"字的时候这个人故意加重了语气。

"哪个？"

"哇，那可不可以告诉我们。"

　　小伙伴们没想到运气这么好，竟然会遇到个知道性腺门下怪叔叔怪阿姨的人。

　　"性腺门下嘛，我当然知道了。"这次响起的是两种完全重合的声音，"性腺门下有两个徒弟，大徒弟叫做睾丸，小师妹叫做卵巢。睾丸是男性性腺的主要组成部分，可分泌男性

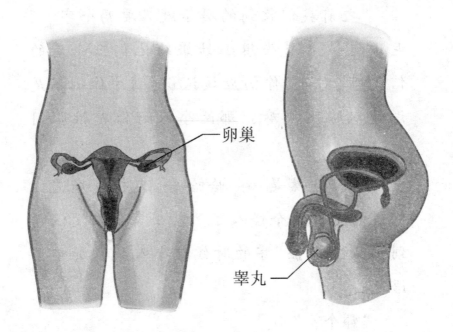

卵巢

睾丸

激素睾丸酮。一个健康成年男子每天虽然分泌6~7毫克睾酮，但是他对人体的作用却是巨大的。在胚胎发育阶段，是他将一个小小的受精卵变成一个小男孩；在生长发育阶段，是他让一个小男孩成长为一个英俊威武、肌肉结实的男子汉。并且，男性的生理特征，比如胡须、喉结、结实的肌肉等，都是依靠他的存在来维持的。如果睾丸酮分泌不足的话，男生就会出现女性特征，成为一个怪叔叔了。"

"下面该说我的同门小师妹——卵巢了，卵巢的环境其实就像妈妈体内的一座'小花园'。这座花园在妈妈小的时候就已成形，里面藏着有许许多多个'种子'。'种子'的成长，不仅需要阳光雨露的滋润，还需要给'花园'定期施肥，卵巢分泌的雌性激素和孕激素，就相当于这种肥料。雌性激素的主要作用是促进女性生殖器官的生长发育，促进女性第二性征的出现等；孕激素的主要作用是促进子宫内膜在雌性激素作用的基础上继续生长发

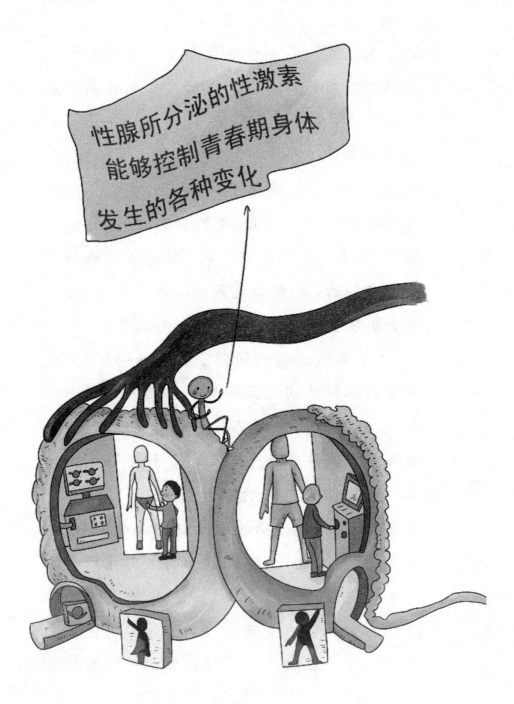

性腺所分泌的性激素
能够控制青春期身体
发生的各种变化

育，为受精卵着床在子宫里做准备。因此，只有适度地施肥浇水，'种子'才会更好地生长。如果人体分泌的激素失常的话，也会让一位女性变成长胡须、喉结的怪阿姨。这就是你们口中的怪叔叔、怪阿姨吧？哈哈哈。"说完之后，隐在暗处的双腺飞侠再次大笑，如果仔细听的话，不难听出话语里的自嘲，"我们的脾气是有多怪啊。"

"你们脾气不怪啊。"安千儿竟然傻傻地没有听出来此时说话的人就是自己和小伙伴们要找的怪叔叔和怪阿姨，还好心安慰道。

"不怪？哼，最讨厌你们人类，当面一套背后一套。刚才还说我们是怪叔叔、怪阿姨呢。"

"我，我们没有啊……"安千儿试图解释清楚，谁知两个人根本不听小姑娘的解释，竟然声音越来越逼近他们。

"既然说我们怪，那就怪给你们看。哈哈哈。"麦麦罗听到这儿总算有些明白了，他示意安千儿站过来，站到他和毛小逗身后，"你个笨蛋。你没听出来么，这两个人就是我们要找的怪叔叔和怪阿姨。"

毛小逗有些紧张地捏紧了拳头，如果发生突发事件了要怎么办，小家伙们都不知道。毕竟对方可是在这里待了很久的人，更何况他们能隔空拿到信，也就是说没有什么他们做不到的事情了。

"哈哈哈，怪给你们看看吧，小家伙们。"声音越来越近，小家伙们甚至听到了呼呼的刮风的声音。

麦麦罗闭上眼睛，觉得末日要来了。不只是他，另外两个小伙伴也是这么想的，因为就在刚刚，他们感觉自己的四肢被人控制了，动都不能动。

"哈哈哈……"忽然之间笑声却越来越远。

这是怎么回事？

第9章

终极★BOSS——下丘脑

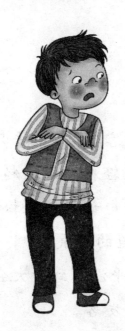

终极大 BOSS——下丘脑

①低调的下丘脑

"你们怎么可以伤害我的客人。"似乎只是一瞬间的事情,有个声音轻轻在耳边响起。这个声音有点沧桑感,虽然这句话说得轻松,可小伙伴们还是感受到了压迫的气氛。

"老,老大!"双腺飞侠似乎没想到老大会突然出现,收了手等待老大的发落。

144

"我们并不知道这是老大的客人。"在沉默了半晌之后，双腺飞侠再次开口。

"不知者无罪，下去吧。"虽然看不到所谓的老大的风姿，可是麦麦罗已经在心中想象出来他的样子了，肯定是长衣飘飘的老头儿，要不然怎么会让这么多人俯首称臣呢？

"就，就是你找我们来的？"经历过刚才的事情，小伙伴们才明白这儿可不是什么安全的地方，指不定哪句话没说对就被咔嚓了，那多吓人啊，所以这句话问得有些小心翼翼。

"当然是。"或许是看出了小家伙们的紧张，这个终极大 BOSS 呵呵一笑，"不用紧张，找你们来只是想带你们参观一下我的府邸。"

"什么，参观？""好意的？"

小伙伴们可不敢相信，哪有这样邀请人参观府邸的啊，一路上吓了自己这么多回，最后还来个惊魂事件。

"当然是好意的。请——"最终大 BOSS 没有小伙伴们想象中的那么凶狠，声音听上去甚至有点温文尔雅的味道。

"你们慢慢参观，我就在你们参观的空当给你们讲一下我的事情。"终极大BOSS不急不忙地说着，"多少年来，人们都觉得整个内分泌系统的'统治者'是脑垂体，在他的权力范围内，管辖着包括甲状腺、甲状旁腺、肾上腺和性腺等一系列能分泌各种激素的腺体臣民。其实你们有所不知，真正指挥整个内分泌系统的最高司令长官、幕后大BOSS是我——下丘脑，而不是在前台抛头露面的垂体。只不过，我天生低调，喜欢隐藏在垂体的身后发号施令、'垂帘听政'，所以人们从来没有见到过我的真实面目。今天你们几个小家伙能够看到我的本尊，也是非常幸运的事情了。"

"低调的大BOSS，你天天躲在垂体的身后，又怎么能指挥全局呢？"安千儿快人快语，抛出了自己的疑问。

"呵呵，小姑娘，我先原谅你的无知，接下

来，你慢慢听我讲就会明白了。"这位"隐身"的最高指挥官，调整为高高在上的威严语调一字一句地继续着，"我的官邸位于颅前窝正

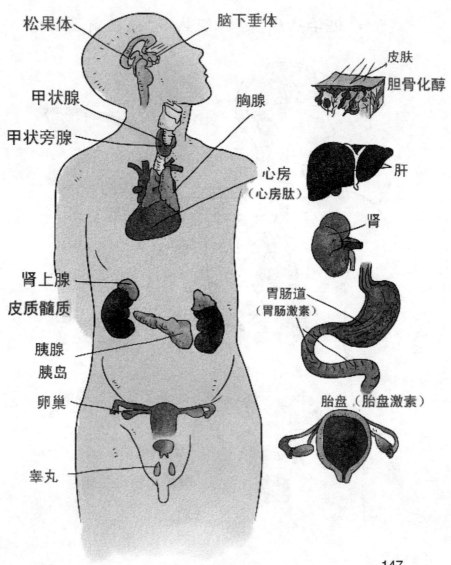

松果体　　脑下垂体
皮肤
胆骨化醇
甲状腺　　胸腺
甲状旁腺
肝
心房
（心房肽）
肾
肾上腺
皮质髓质
胃肠道
（胃肠激素）
胰腺
胰岛
卵巢
胎盘（胎盘激素）
睾丸

中底部，与垂体只有一膜之隔。这层膜正是我能够隐藏幕后发号施令的屏障。虽然身处幕后，但是我可以通过两部'专线'来遥控指挥垂体的日常工作，这两条专线分别是'神经热线'和'化学热线'。'神经热线'包括前区的两

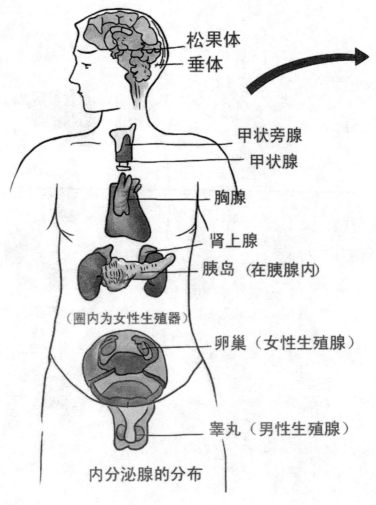

松果体
垂体

甲状旁腺
甲状腺

胸腺

肾上腺
胰岛（在胰腺内）

（圈内为女性生殖器）

卵巢（女性生殖腺）

睾丸（男性生殖腺）

内分泌腺的分布

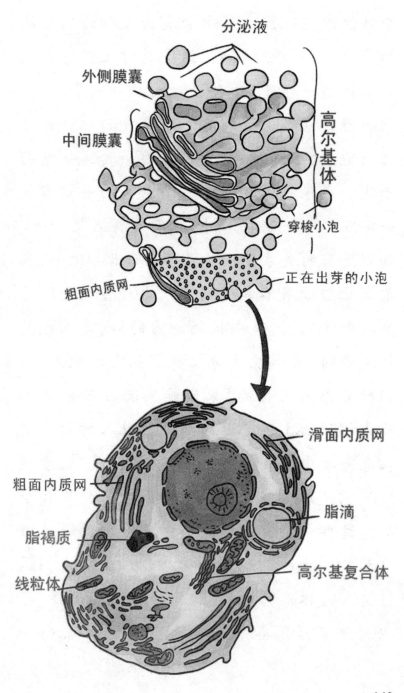

分泌液

外侧膜囊

中间膜囊

高尔基体

穿梭小泡

粗面内质网

正在出芽的小泡

滑面内质网

粗面内质网

脂滴

脂褐质

线粒体

高尔基复合体

个神经细胞核团，其中含有大量神经内分泌细胞，这些细胞的轴突组成的神经纤维构成了垂体的一部分。垂体分泌的抗利尿素、加压素和催产素等，说到底其实是我的神经内分泌细胞产生的。所以说，有了这条传递信息的专线，我跟垂体就能像表演双簧的一对演员一样默契如一了。不过，我们这样表里如一、如影随形的关系并不总是那么和谐。比如，我们下丘脑如果不幸遇到了外力伤害或者肿瘤的压制等原因，失去控制能力的话，结果也是很危险的。垂体失去分泌抗利尿素的能力，人们就会患上可怕的'尿崩症'，会在短短的一天内排泄出上万毫升的尿液，让人的身体陷入危险之中。我的另外一条专线，是'化学热线'，它是通过我产生的多种激素来传达指令的。这些激素有促使垂体细胞分泌的释放激素和抑制垂体细胞分泌的抑制激素。它们通过进入垂体门脉网络，就像一对阀门一样，可以分别调节和控制腺垂体等多种激素的分泌。不过，我虽然是内分泌系统中的最高指挥官，可是我做事却非常公平公道，从来不独断专行，我很讲'民主'的，特别重视下级意见和民意。我们建立了'正负反馈机制'，让不同的利益都能得到很好的表达，所以，在我的统治下整个内分泌系统可是居民安居乐业、社会一片和谐啊。就拿一个简单的事情来说，当我分泌的促甲状腺激素（即腺垂体分泌的促进甲状腺的生长和功能的激素）释放激素过多的话，会促使腺垂体分泌的促甲状腺激素猛增，这样的后果是甲状腺激素大量产生。血液中的甲状腺激素急剧上升到一个危险值的时候，人体就会产生一种负面的呼声，这时候'负反馈'机制就会产生作用，抑制我的下丘脑和腺垂体激素的分泌，会让血液中的甲状腺激素水平下降。当激素下降到一定水平的时候，'正反馈'的调节激素分泌又会增多。依靠着这套精密的调节机制，我让人体的各种激素保持着一种动态的平衡。很形象地说，我就像一位手里不停地抛着两个球的杂技演员，只有神经系统和内分泌系统这两个球都正常运行，才可能使机体内环境维持最佳状态。所以，我们下丘脑既属于神经系统，又是内分泌系统中的重要组成部分，是两种系统相互作用的大枢纽。"

听了这位大 BOSS 的说法，小伙伴们顿时对这位大人物肃然起敬了。

"是时候给你们介绍我手下这些伟大的臣民了，它们是：甲状腺、甲状旁腺、肾上腺、垂体、胰岛、胸腺和性腺等。这些你们之前都一一见过了，当然除了这些还有别的。"大BOSS 微笑着看着早已目瞪口呆的小家伙们。

"你，你是说，我们之前见的那么多那么多都是属于你管辖的啊？"麦麦罗万分崇拜这个老大，你瞧瞧，管那么多人，好拉风。

"当然了。"大 BOSS 笑呵呵地看着小家伙们。

"你说，除了那些还有别的，别的是指什

么？"毛小逗有些不敢相信地问。怎么还，还有？已经这么多了。

"还有啊。我的管辖之下除了上述的这些内分泌腺臣民外，还有许多的具有神经系统、内分泌系统双重身份的臣民们。它们大多在人体的其他器官上分布。"看小家伙们又来了兴致，最终大BOSS微笑着继续讲下去，"这些内分泌细胞可以分泌多种激素类物质，同样可以起到调节整个身体运行的重要作用呦。其中，就有以我为首的中枢部分，也有普遍存在于人们的血管、消化道中，负责血管血压、胃肠道的蠕动等等的周边部分。这些成员也被人称为'弥散神经内分泌系统'。"

"奇怪了，为什么好端端的名字还要加上'神经'二字呢？"安千儿快人快语，一点疑问都留存不住。

最终大BOSS笑着说："'神经'二字可不是随便添加上的，我的领地可不是什么人都能染指的啊。之所以加上'神经'的定义，是因为科学家们通过研究这些分散的内分泌细胞后发现，它们的很多功能跟神经元细胞很相似，它们分泌的调节物质基本都是胺类和肽类激素样物质。所以，我们这些兼有神经系统和内分泌系统'双重国籍'的细胞们，加上'神经'二字也并不奇怪了。"

"在人体的胃、肠、胰、呼吸道、排尿管道和生殖管道内等地方都存在有内分泌细胞，它们分泌的激素就有几十种之多，它们都是负责调节局部活动的激素，就像是铁路沿线的管理员一样，每种细胞只负责自己范围内的有限路程，大家共同努力、相互配合，最终才能完成食物在人体内的整个加工、运输过程。"

"比如胃泌素，就是专门负责胃肠道段的铁路管理员，当我们看到美食大快朵颐时，也就是这些胃泌素开始工作的时候。胃里面负责分泌胃酸的细胞含有胃泌素的受体，当接到'分泌消化液，开始迎接美食消化工作'的信号的时候，它就会马上进入工作状态，开始分泌胃酸，那些经过牙齿切碎、研磨过的食物将在胃酸的作用下彻底分解，成为容易被人体吸收的物质。"

"消化完毕后，开始往胃部以下的'铁路'运输，这时候，就需要胃体、幽门、肠道平滑肌细胞中的胃泌素受体开始接受任务了。当接到信号后，它们就会启动消化机器，这些器官开始有节奏地收缩和舒张，被运送到肠道的食物就接着进行下一段奇妙的人体之旅了，最终完成从胃部到小肠、大肠的消化过程。"

"没想到，我们的肠胃里还有这么多默默工作的内分泌细胞啊。还真的要感谢这些在我们享受美食的时候辛勤工作的伙计们。"美食爱好者毛小逗对最终大 BOSS 的很多话一知半解，但是肠胃里面的这段，他似乎听"懂"了。

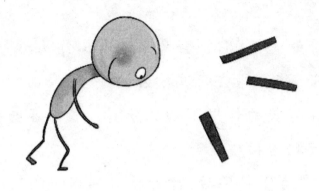

②结束就是新的开始

"啊,这么多知识,我们可怎么消化得了呢?"麦麦罗费解地挠了挠头,盯着身边的毛小逗,"你呢,可以理解吗?"

"虽然有的不能理解,但是,"毛小逗指了指自己的脑袋,"都记在这里了。"

"哇,记性好的人就是好。嘻嘻。"安千儿有点羡慕地看着毛小逗。要知道安千儿小朋友的记性可是非常不好啊,经常忘东忘西的,更别说这一长串的知识了。还好,有毛小逗在呢,等回去了有自己不懂的可以问他。

"小家伙们，这段旅途就要结束了，你们可有什么愿望，我会帮你们实现的。"

"哇，愿望，我有。"

"我也有。"

"我也有。"

三个小伙伴听说最终大 BOSS 要帮自己

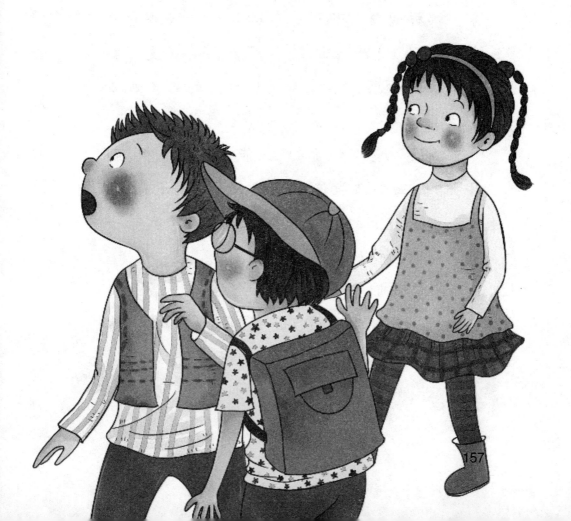

实现愿望，都开心地举起了手。

"好，一个个慢慢来。麦麦罗小朋友，你先来。"小伙伴们只顾着开心，没注意到最终大BOSS话语里的笑意。

"我啊，我想早点结束旅程早点回去，然后成为同学眼中的英雄，对了，还有妈妈做的好吃的，我还希望啊我考试可以考好多好多分，那样的话我妈妈一开心就会让我多看一会儿电视了，我还希望……"麦麦罗并没有要停下来的意思，不停地说着自己的好多好多愿望。

"小家伙，不能贪心，只能许一个愿望，而且，你们三个只能许一个哦。"最终大BOSS看了看手腕上的表忍不住提醒他们，"我等一下还有事，所以要快点决定。"

小伙伴们嘀嘀咕咕商量了一阵，最终决定把这个愿望用在最实际的地方，那就是，希望自己可以尽快开始下一个旅途。

"好，好，好，这个简单。去吧。"

"啊哟喂！磕到我的头了。"是毛小逗的声音。

"麦麦罗，你想的是什么愿望啊，我们现在正在以飞快的速度打滚。呜呜呜！"安千儿真没想到所谓最快地到达下一个旅程的办法就是各种飞速打滚。

"啊呀呀。"毛小逗一脸黑线。

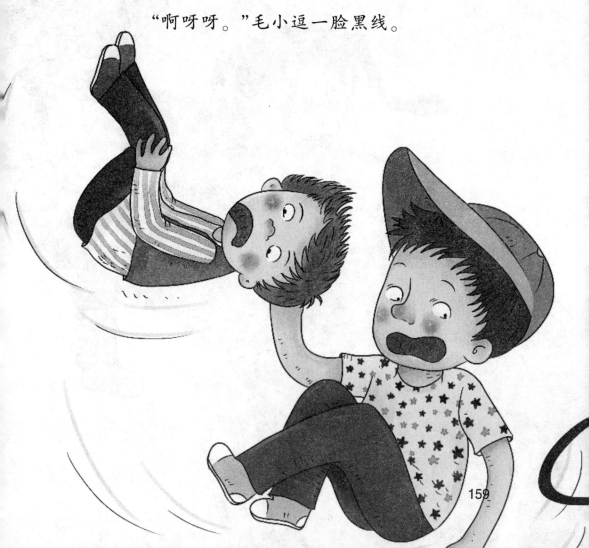

159

下册预告

　　三个小伙伴飞速到达下一个旅程之后又会遇到什么好玩神奇的事情呢?

　　敬请期待《人体科普童话》系列的第五册:《红色海洋大漂移》。

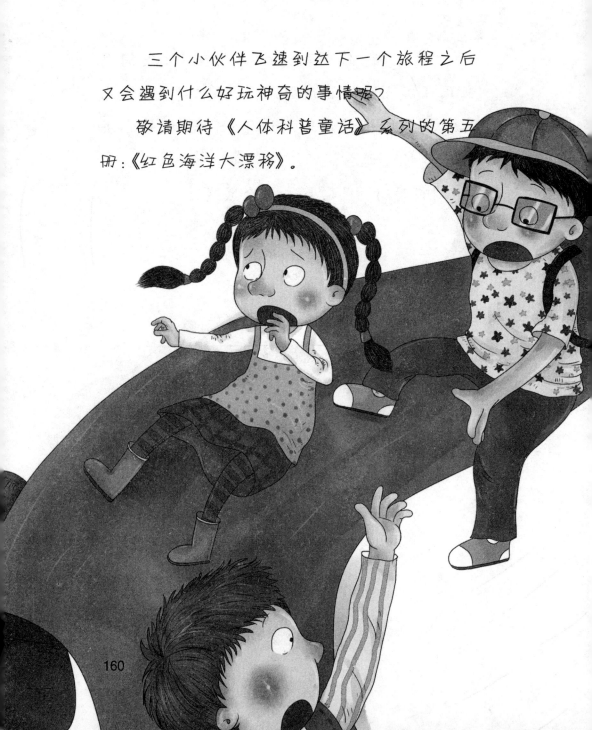